逆转糖尿病

科学饮食法

郭红辉 贾 青 编著

北京科学技术出版社

图书在版编目（CIP）数据

逆转糖尿病科学饮食法 / 郭红辉, 贾青编著. — 北
京 : 北京科学技术出版社, 2023.3
ISBN 978-7-5714-2151-9

Ⅰ.①逆… Ⅱ.①郭…②贾… Ⅲ.①糖尿病—食物
疗法 Ⅳ.①R247.1

中国版本图书馆CIP数据核字（2022）第229618号

策划编辑：马春华　闻　静
责任编辑：闻　静
责任校对：贾　荣
装帧设计：刘永坤
责任印制：张　良
出 版 人：曾庆宇
出版发行：北京科学技术出版社
社　　址：北京西直门南大街16号
邮政编码：100035
电　　话：0086-10-66135495（总编室）　0086-10-66113227（发行部）
网　　址：www.bkydw.cn
印　　刷：河北鑫兆源印刷有限公司
开　　本：710 mm × 1000 mm 1/16
字　　数：205千字
印　　张：15.75
版　　次：2023年3月第1版
印　　次：2023年3月第1次印刷
ISBN 978-7-5714-2151-9

定　　价：60.00元

自　序

　　随着我国经济社会发展与生活方式的变化，2型糖尿病（type 2 diabetes, T2DM）已经从少见病变成常见病。1980年，成年人2型糖尿病患病率仅为0.67%，2008年飙升至9.70%；2013年全国17万人抽样调查的标化患病率为10.90%。2017年的2型糖尿病流行病学调查显示，18岁及以上人群2型糖尿病患病率为11.20%，患者总人数接近1.10亿人。更值得注意的是，处于空腹血糖受损（impaired fasting glucose, IFG）和（或）糖耐量减低（impaired glucose tolerance, IGT）的糖尿病前期（prediabetes, PDM）人群比例高达36.50%，如果不加控制，这一群体中将有超过三分之一的个体在5年内进展为2型糖尿病。2型糖尿病可以发生于任何年龄段，患者多在40岁之后发病，常有家族史。多数患者起病隐匿，症状相对较轻，仅有轻度乏力、口渴，半数以上无任何症状；有些患者因慢性并发症、伴发病或在体检时被发现。2型糖尿病的治疗措施包括药物干预、心理干预、饮食控制、运动治疗、自我监测，以及其他心血管疾病危险因子的检测和控制等。

　　2型糖尿病是一种长期慢性代谢性疾病，患者的日常行为和自我管理能力是影响2型糖尿病控制状况的关键因素，因此，2型糖尿病的控制不是传统意义上的治疗，而是系统的管理。2型糖尿病的系统管理包括：自我管理、临床检查、饮食控制、适度运动和心理调节，这些管理措施对2型糖尿病患者的临床、心理和社会行为方面都有明确的益处。然而，目前国内2型糖尿病的管理大多仍以药物治疗为重点，以生活方式管理为核心的综合管理治疗较为少见。

国内很多居民在控制饮食、减轻体重方面缺乏科学的指导，本书旨在引导2型糖尿病高危人群及确诊患者采用合理的自我管理方式，通过合理膳食，在满足个体营养素需求的同时，将体重和血糖控制在合理的水平，延缓或逆转2型糖尿病的发展进程，预防严重并发症的发生。本书首先从我国居民的饮食变迁分析2型糖尿病高发的原因；其次，介绍了糖尿病的分型和临床诊疗现状；最后，根据不同阶段2型糖尿病患者的营养需要，给出合理的膳食建议。患者可以通过综合干预，控制体重和血糖水平，摆脱药物依赖，减少各种并发症的发生，实现糖尿病的逆转。

本书得到了广东医科大学学科建设项目（4SG21016G）的支持。在本书的编写过程中，广东医科大学附属东莞第一医院的阮永队主任医师和谢炎烽主任医师、广东医科大学公共卫生学院营养与食品安全系的邹堂斌、夏恩琴和张佩雯等老师提供了专业建议，研究生辛妍、朱璇、麦美庆和骆梦柳参与了稿件的撰写和校对工作，在此一并致谢。

本书可供临床医师、护士和营养师等医疗卫生专业技术人员参考，也可以作为2型糖尿病高危人群和确诊患者健康管理方案制订的依据。由于作者专业知识和实践能力有限，不足之处请广大读者提出宝贵建议，便于后续改进。

于广东医科大学东莞校区

2022年5月20日

1 膳食模式与生活方式的变化   **001**

古人类的烤肉盛宴　002

五谷的"前世今生"　004

什么样的膳食结构更健康　006

学学穴居人的吃法　009

一日三餐您吃对了吗　010

科学饮食是健康生活的基石　013

2 人类疾病谱的变迁   **017**

瘟疫肆虐的古代　018

慢性病流行的现代　021

新发传染病和与衰老相关的退行性疾病并存的未来　024

糖尿病的古往今来 027

甜甜的烦恼，古已有之 028

是谁命名了糖尿病 030

从罕见到流行，糖尿病都经历了什么 032

季节变化影响糖尿病发病率吗 034

糖尿病在世界各地的"多面孔" 037

在中国"横行霸道"的糖尿病 039

糖尿病容易"盯上"哪些人 043

现代医学如何看待糖尿病 046

糖尿病诊断标准的演变 048

糖尿病的分型与治疗 053

年轻的糖尿病——1型糖尿病 054

可控的糖尿病——2型糖尿病 058

幸福的烦恼——妊娠期糖尿病 063

鲜为人知的糖尿病——特殊类型糖尿病 067

细说2型糖尿病的危害 071

盯紧这些危险因素，远离2型糖尿病 072

如何诊断2型糖尿病 076

并发症比糖尿病本身更危险 078

如何提高2型糖尿病患者的生命质量 084

胰岛素那些事儿 089

胰岛素从哪儿来 090

如何正确选择胰岛素 092

安全注射胰岛素，要搞清楚这些事 095

 2型糖尿病的综合治疗 099

营养治疗，从合理膳食做起 100

防治糖尿病，该如何科学运动 103

降糖药物知多少 105

血糖监测，警戒血糖波动的"哨兵" 108

知己知"彼"，健康教育要做好 110

糖尿病真的可以逆转 112

 控制总能量的重要性 115

身体加油站 116

能量跷跷板 118

不吃糖就不会得糖尿病吗 122

间歇性断食法——试试给身体"断舍离" 123

 肠道菌群与2型糖尿病 127

什么是益生菌和益生元 128

益生菌对人体健康有什么作用　130

调整肠道菌群，可以防治糖尿病　132

全面识糖　　　　　　　　　　　　137

此糖非彼糖　138

糖在人体内的旅程　140

聊聊"2G"——血糖指数与血糖负荷　142

平衡膳食是营养治疗的关键　　　147

营养治疗的原则有哪些　148

膳食原则也要讲平衡　150

主食选择有哪些"坑"　152

再说中国好谷物　155

如何实现餐餐有蔬菜　157

如何实现营养价值上的"水果自由"　160

肉肉的世界知多少　162

蛋奶一家亲　165

"小身材大能量"的大豆和坚果　167

给调味品"三剑客"算笔账　169

这些调味品也能撑起半边天　172

12 轻断食面面观 **175**

轻断食的前世今生 176

如何实施轻断食 178

轻断食不适宜哪些人 180

分餐制与轻断食 182

吃不惯轻食沙拉还可以凉拌 184

凉拌菜制作三部曲 186

熟制凉菜那些事儿 188

烹调热加工哪家强 191

哪些"帅锅"值得拥有 193

食谱在我心 196

13 食物"买买买"与健康监测 **201**

如何科学地"买买买"——预包装食品 202

如何科学地"买买买"——非预包装食品 206

选择代餐要注意什么 208

怎样点好外卖 211

营养补充剂该怎样补 214

无糖饮料能敞开喝吗 216

嗜好性饮品的正确打开方式 219

这样监测血糖就对了 222

除了体重，这些指标更值得关注 224

如何居家监测心率和血压　229

气味浓烈的监测　231

日常健康监测面面观　234

主要参考文献　　　　　　　　　　　　　　　　　**237**

1

膳食模式与生活方式的变化

从古至今，随着社会经济和科技的发展，人们的饮食习惯不断改变，食物选择日益多样，但随之而来的健康问题也愈发凸显。特别是到了中老年阶段，大多数人都会罹患各种慢性病，包括肥胖症、血脂异常、糖尿病等代谢性疾病，高血压、动脉粥样硬化、冠心病等心血管疾病，脂肪肝和胆结石等消化系统的疾病，甚至多种癌症。这就产生了疑问："我们跟老祖宗吃的东西差不多，为什么以前没有这么多慢性病呢？"

　　膳食结构不合理是居民慢性病发生和导致死亡的最主要因素。食物不仅是人体日常活动所需能量和营养素的来源，还蕴藏着人们对生命的热忱和对美好生活的向往。但是，"吃什么，怎么吃，吃多少"是影响我们身体健康的关键。尤其是与营养相关的慢性病，比如肥胖症、糖尿病、脂肪肝和高血压等，大都是由于在膳食营养搭配上"随意"了。膳食模式讲究的不仅是要填饱肚子，更重要的是如何吃的营养健康。不同时期的饮食文化和膳食模式各具特色，同时也会带来不同的健康问题，接下来就让我们探寻一下从古至今中国的饮食文化是如何发展变化的吧！

>>古人类的烤肉盛宴

　　史前人类对食物的发现和制作，经过了一个漫长的认识和积累过程。

　　距今约700万年前，人类就在演化上与黑猩猩分离，方便起见，我们在此泛称这些早期人类为古人类。起初古人类最主要的食物来源是植物，依靠直接获取的方式——"碰到什么吃什么"，一些随处可见的树木结出的果实和植物的根茎叶，便是古人类用于充饥的餐食。

随着人类的演化，全素食的餐食很快就不能满足古人类对能量的需求了，仅仅食用植物性食物容易饿肚子，那怎么办呢？聪明的古人类开始寻找容易捕获的动物作为食物，逐渐从植食向杂食转变。获取食物不再依靠简单收集，古人类开始学习使用工具，组团用木棒和石器与各种凶猛的野兽做斗争。在这个过程中，古人类不断改进狩猎工具，并将狩猎回来暂时吃不完的动物圈养起来。靠狩猎获取食物存在许多不确定性，时常会出现"吃不饱"的情况，这也导致这个时期的古人类总能量的摄入相对匮乏，容易出现集体营养不良。并且，直接食用生肉、饮用生水，也使古人类容易发生食物中毒或染上寄生虫病，对健康状况有很大影响。

那么古人类一直都过着吃生肉的生活吗？人类从什么时候开始学会吃熟食的呢？

这要从人类发现熟食开始说起。古人类习惯居住在与原始森林相连的山洞中，每每遇到因雷电、干旱、地震等因素导致的森林大火，都恐惧地在洞穴中躲避，等大火熄灭后，饥肠辘辘的古人类便不顾一切地出去觅食充饥。外面的世界余火尚存、余烟袅袅，空气中夹杂着逃生不及的飞禽走兽被烧熟后散发出的特殊香味。人们凭着鼻闻目寻，很快在一片木炭灰烬中发现了已烧熟的禽兽，于是手撕嘴嚼，发现味道是如此香美，分撕是如此容易，狼吞虎咽，美美地饱餐一顿熟食后，回味无穷。类似的经历也促使人们主动用火烹制熟食。《太平御览》引《礼含文嘉》记载"燧人始钻木取火，炮生为熟，令人无腹疾"。有研究报道，在非洲南部一个洞穴中发现了17万年前的灰烬，其中烧焦的碎片是迄今为止发现的最早的烤根类蔬菜。这说明古人类很早就已经吃上烧烤了！古人类发现经火烤制的食物能散发出令人垂涎的香气，这促使他们发生了从吃生食到吃熟食的改变，并且随着经验的积累，他们还尝试了其他将食物变熟的方法。用火烤熟的食物不仅有助于人们更加充分地吸收食物营养，减少疾病的发生，而且更有利于增强体质，古人类的生活状态由此得到了很大的改善。

　　人类掌握用火制作熟食的技巧，标志着茹毛饮血时代的结束。而在农业的发展史上，由随机漫地播种到择地耕作劳动这一飞跃，则大大提高了人类的生活质量和文明程度。至此，人类的饮食方式从根本上发生了改变，食物的多样性得以实现，人类感官体验不断优化，同时也改善了食品卫生状况，人类开始了对食物探索的新旅程。

>> 五谷的"前世今生"

　　将野生杂草培育成五谷杂粮，是人类历史上的一个壮举。我国先民早期的饮食结构以植物性食物为主，主要食用五谷，辅以其他特色食物。谷类作为中国人的传统饮食，几千年来一直是老百姓餐桌上不可缺少的食物，在我国居民的膳食中占有重要的地位，被当作传统的主食。如今我们的主食大多为精制谷物，需要靠机器去除表面粗糙的外壳，才能带来烹饪后软糯的口感，而食物加工机器在古时还未被发明出来，那么这些谷物在古人的生活中又扮演着什么样的角色呢？

　　传说远古时期，神农氏发现了稻谷。晋代作家王嘉的《拾遗记·炎帝神农》中提道："时有丹雀，衔九穗禾，其坠地者，帝乃拾之，以植于田，食者老而不死。"大概意思就是说，有一天炎帝发现一只象征着祥瑞的赤色雀鸟飞过，嘴里衔着穗禾，当它掠过炎帝的头顶时，穗禾掉在了地上，炎帝见了，拾起来种植在土壤里，后来竟长成一片稻田。炎帝把稻谷种子分给先民，所以被世人尊为神农。

　　距今约1万至4 000年的新石器时代，农业开始在我国出现，原始农业最早在我国的黄河流域和长江流域获得初步发展。考古学家在长江流域发现了种植稻谷的遗迹，后来更是在河姆渡原始社会遗址中发现了稻谷等农作物。河姆渡遗址出土的碳化稻粒，是世界上已发现的古老的栽培稻之一。当时人们的主要粮食作物是水稻，而且已经出现了籼稻和粳稻之分。随着种植业的发展，人们也有条件开始饲养捕猎回来的野生动物，此时也有不少动物逐渐被驯化，比如圈养猪、狗、水牛等牲畜。同一时期的仰韶文化早期代表，也就是距今6 000多年的半坡原始社会时期，原始农耕生活已经非常成熟。半坡遗址在我国的北方，先民主要的粮食作物是粟，又称小米。我国也是世界上最早种植粟的国家，到商周时期，粟成为黄河下游一种常见的农作物。

南米北面的饮食习惯从这时起就已见雏形，这与我国的南北地理环境差异有一定关系。我国南方气候大多高温多雨，降水较为充沛，耕地以水田为主，适合种植生长环境偏向于高温多雨的水稻；相反，在北方地区，降水时间相比南方地区要短，耕地多为旱地，空气湿度较低，且冬季气温更低，更适合耐寒的小麦生长。

周朝时，谷类农作物得到了推广种植，人们开始饲养猪、鸡、羊等畜禽。人们获取食物的方式发生转变，食物种类和数量也不再受季节和狩猎成功率的影响；膳食结构也有所改变，出现了主食与副食的划分。主食就是种植的粮食作物，比如长江以南的水稻和黄河流域的小麦、大豆等。副食则包括动物性副食和植物性副食，动物性副食主要有饲养的家禽家畜，如猪、羊、鸡等，以及野外狩猎的一部分野兽飞禽和捕捞的水生动物；植物性副食包括栽培的蔬菜和采集的野生果实等。《素问·脏气法时论》中便有饮食搭配的记载："五谷为养，五果为助，五畜为益，五菜为充，气味合而服之，以补益精气。"

春秋战国时期，中国传统农业走向成熟，生产方式发生了重大的变革，尤其是旱地耕地体系日益成熟，出现了以稻、黍（黄米）、稷（小米）、麦、菽（豆类）组成的五谷。"戎菽"本是我国北方部族山戎栽培出来的一个大豆品种，因春秋初期传入中原地区而得到广泛播种，战国时期成为常见食物。《战国策·韩策一》中说"民之所食，大抵豆饭藿羹"，一般百姓都以大豆做饭，豆叶做羹。春秋时人们已经把贵族称为"肉食者"，而把一般百姓称为"藿食者"。

到了秦时，流行的饮食方式变为了"羹"。羹是在由谷物制成的汤料中加入其他食材和调料制成的，也就是现代人说的"粥"。老百姓一般吃菜羹，中上阶层可以吃肉羹，而无论菜羹还是肉羹都可以补充碳水化合物和维生素。

汉代是我国石磨普及推广的时期，也是大豆、小麦由粗品质到细品质的重要转变时期。在石磨发明之前，由于麦子、大豆等粮食种皮粗糙，制作成的食物口感不佳。后来人们学会将小麦磨制成面粉，将大豆磨成豆粉，制成馒头和面条等，口感细腻，成为深受中国人喜爱的主食。虽然我国种植小麦的历史很久，但是直到汉代才开始大范围种植，且小麦的食用方法还停留在简单的烹饪。

到了唐代，才是面食的天下。唐朝人将面粉进一步制成了可口的食品，发明了面条和烧饼。随着历史的变迁，各个地方的面条和烧饼慢慢地形成了自己的特色。一碗面、一份烧饼在不同的地方拥有不同的味道，不同的魅力。自然地理的多样化让生活在不同地区的中国人能够享受到各种各样的主食，也让面食成了中国饮食文化里不可缺少的一部分。富含淀粉的粮谷作为主食，可以解决人们的温饱问题，但更加丰富的食物种类才能满足机体的营养需要。

>> 什么样的膳食结构更健康

从原始社会到现代社会，人类的膳食结构随着时代的变化不断变化，每个时期的膳食结构也有着各自的特点。古时人们获取食物的来源不稳定，摄取的能量和营养素不足，很容易造成机体营养不良。随着生活水平的不断提高，到了现代社会，食物供应和膳食模式都发生了很大的变化。

新中国成立以来，我国人民健康水平持续提升，人均期望寿命提高到77.93岁，居民营养不足与体格发育问题得到改善，主要表现在居民膳食能量和宏量营养素摄入充足。但是2021年2月发布的《中国居民膳食指南科学研究报告（2021）》指出，受社会经济发展水平不平衡、人口老龄化和不健康饮食生活方式等因素的影响，我国仍存在一些亟待解决的营养健康问题。报告显示居民膳食不平衡，农村居民奶类、水果、水产品等食物的摄入量仍明显低于城市居民，油盐摄入过多、食物多样化不足等。甜食、饮料、各种零食是现代人无法割舍的美味，都属于高糖高脂的食品，会让人无意间摄入过量的碳水化合物和脂肪，导致热量超标。因为容易产生饱腹感，很多人吃了零食就不想吃正餐了，一旦习惯于这种饮食结构，会导致蛋白质和脂肪的摄入不足，引起营养不良。

为什么人体要摄入多种食物呢？一个人要延续生命，必须要进食和饮水，食物中的各种营养物质叫作营养素，是人体能够维持正常代谢的物质基础。人体所需的营养物质包括6大类营养素：碳水化合物（含膳食纤维）、蛋白质、脂肪、矿物质、维生素和水。部分营养素是人体生长发育所必需的，但在体内不能合成或合成不足，需要靠食物补充才能获得，一般称作人体必需营养素。

碳水化合物主要是指主食，也是人体供能的主要来源，占一天所需能量的50%~60%。随着物质生活水平的提高，我国居民鱼肉禽蛋的摄取量持续增加，但忽略了主食的合理摄入。我们日常食用的米饭或小麦粉经过加工，口感软糯细腻，但真正富含膳食纤维、维生素和矿物质的麸皮和胚芽却被去除了。古时精米白面是贵胄或者富有人家才吃得起的食物，更多的人吃的是未经研磨的谷物。这些谷物粗糙，口感不好，还会增加肠胃负担，容易导致腹胀、消化不良、腹痛等问题。到了现代社会，科学家发现摄入过多精制谷物或长时间缺少全谷物摄入，事实上会对健康产生不良影响。尤其对于糖尿病患者来说，治疗的重点就是降低血糖和胰岛素的浓度，而食用精制主食会导致餐后血糖升高，不利于病情的改善。但这并不是说要完全不吃主食，因为不吃主食会导致摄入的碳水化合物减少，如果完全用其他动物性食物代替主食，人体通过大量消耗摄入的脂肪来获取能量，脂肪酸大量氧化，会生成过多的酮体蓄积在血液中，临床上称为酮酸血症。所以主食当然要吃，不过需要全谷物和粗粮替代部分的精制主食，搭配食用。

　　除了主食，人体还需要动物性食品和豆类来补充蛋白质，需要植物油和鱼油等富含不饱和脂肪酸的优质油脂来补充脂肪。营养学家建议的健康膳食模式是"少油少盐，优质蛋白"。其中，优质蛋白是构成人体的器官、合成激素和免疫物质的主要原料。蛋白质长期摄入不足可能导致消瘦、贫血、免疫力下降等，所以蛋白质一定不能少，它的食物来源主要有各种动物性食品、鸡蛋、奶及奶制品、豆类及豆制品等。

　　很多人"闻油色变"，觉得控制体重就不能吃肉，不能摄入油脂，其实这是一个误区，适量摄入优质脂肪是十分必要的。我们身体保持体温、抵御寒冷，都是靠脂肪来保驾护航。除此之外，脂肪还是机体内器官和组织的重要组成部分，也为维生素的吸收提供了不可或缺的环境。但是脂肪摄入过量除了会引起高血脂，还会使人发胖，加重胰岛素抵抗，不利于血糖控制，所以脂肪的摄入一定要限量。动物性脂肪主要来源于猪油、肥肉、动物内脏等，植物性脂肪则来源于大豆油、菜籽油、花生油及核桃、芝麻等坚果。饼干、蛋糕、油炸食物等也是脂肪的重要来源，这就是现代人更容易发胖的原因之一。在脂肪来源的选择上，尽量选择不饱和脂肪酸，它主要存在于植物性油脂中，比如橄榄油、菜籽油、花生油和坚果类食物中。而动物（猪、羊、牛）油、椰子油和棕榈油的主要成分是饱和脂肪酸，长期食用不利于身体健康。

　　膳食不平衡的问题值得我们重点关注，因为这也是慢性病发生的主要危险因素。糖脂代谢紊乱的根本原因是胰岛素调节失调，无论是肥胖人群还是糖尿病患者，重点的治疗方案都是降低胰岛素的浓度，除了药物治疗和外科手术这种可能伴有后遗症的侵入性方法，最可行的方法是饮食疗法，通过改变饮食习惯来降低体内胰岛素浓度，目前低碳水饮食和间歇性断食都是能够降低胰岛素的好方法。

>>学学穴居人的吃法

你听过"原始人饮食法"（Paleo Diet）吗？其实，早期人类的膳食结构虽然与现代人有很大不同，但也有些相似之处。

随着各种养生理念的风靡，一种来自美国的"原始人饮食法"越来越受到追捧。"原始人饮食法"理论是由美国人类生物学家、健康学家洛伦·科丹（Loren Cordain）教授在2010年提出的，是一种通过控制食物的选择来达到健美和减肥效果的饮食法，通过重温200多万年前旧石器时代人类的饮食方式来解决21世纪的问题。其实现代人的基因组与旧石器时代人类的基因组只相差万分之二，但是现代人身上却出现越来越多危害健康的疾病，比如糖尿病、心血管疾病和癌症等。除了现代社会更加复杂的环境带来的健康问题，我们与早期人类最大的不同之处恐怕就是膳食结构了，这是否说明现代人的膳食结构不合理是导致非传染性疾病发病率持续增长的原因？

有研究表明，"原始人饮食法"或许能帮助超重和肥胖的现代人攻克减肥这个难关。旧石器时代以前的人类靠狩猎获取食物，膳食结构以肉类为主，蔬果为辅，基本没有谷类和豆类食物摄入。虽然摄入动物类食物相对较多，但当时的人并不会像现代社会居民这样，因为摄入过多动物食品而对健康造成不良影响。但总的来说，旧石器时代的饮食与现代饮食相比，无精制主食，即便食用谷物也是未经加工的全谷物，这反而可以促进肠胃蠕动；而动物性食品可以补充能量；植物性食品，例如野果和野菜也是富含维生素和矿物质的食物，整体属于低热量的饮食结构，这与现代营养学推荐的低碳水饮食法类似。此外早期人类也会因为狩猎的不确定性导致进食时间不稳定，不能像现代人一样固定进食时间，有时候一天才能吃上一顿，这其实与名为"轻断食"的减肥饮食法相似。

轻断食是指减少进食窗口期，在窗口期中不仅需要控制饮食总能量，还要控制进食的时间，常见的方法是将每天第一餐和最后一餐的间

隔控制在6~8小时，增大机体消耗脂肪的时间。因为当机体摄入食物之
后，会在胰岛素的作用下转化吸收食物中的营养物质，用于能量供给，
当人们不进食的时候，机体会从身体的"能量仓库"，也就是脂肪中获
取能量，从而消耗脂肪，最终达到减肥的目的。当一个人因为减肥需要
控制的饮食条件太多而苦恼时，不妨试试"原始人饮食法"，在保证能
量充足的情况下，减少主食摄入或者缩短进食窗口期。

>> 一日三餐您吃对了吗

"早饭要吃好，午饭要吃饱，晚饭要吃少"，想必是很多人耳熟能详
的黄金进食法则。一日三餐仿佛是个刻在人们脑子里的标准，可为什么
是三餐而不是两餐或者四餐呢？

其实在秦汉以前，一日三餐可不是一般人能享用的。远古时期，古
人类主要的食物是通过野外采集与狩猎动物来获取，日出而作，日落而
息，一般白天外出，晚上饥肠辘辘地回到洞穴才能吃上一餐。同时由于
狩猎的不确定性，人们进食的时间可说是毫无规律，多为一日一餐。

进入农业社会后，人们开始有了自己的土地，人类社会开始出现劳
动和交易，但由于农业、经济等都不发达，粮食获取和储备都处于欠
发达的状态。为了生存下去，人们需要日日劳作，为了适应这种劳作方
式，满足能量消耗，更好地生活，人们开始渐渐按时吃饭，形成了两餐
制的饮食习惯。在商代，7时至9时之间的饭称为大食，15时至17时之
间的饭称为小食。上午的大食是一天中最重要的一餐，这和现代人说的
"早饭要吃好，午饭要吃饱"是一个道理，因为只有上午吃饱了，人们
才有足够的力气和精神面貌去应对一天的辛苦劳作。但很多百姓无法获
得丰富的食物以补充能量和营养素，长期以来能量摄入不足导致经常出
现营养不良的状况。

随着社会的发展，在两餐制的基础上，三餐制、四餐制，甚至五餐

制相继而出。汉代时期的贵族，为了区分等级，按照官阶规定一天吃几餐。天子一天可以享用四餐，诸侯一天可以吃三餐，而平民一天只能吃两餐，甚至一餐。直到隋唐时期，一日三餐才走进寻常人家，但并不普及，同时午餐取代了朝食的地位，成为每日的主餐，与现代人的进食习惯相似。宋代经济繁荣发展，食物供应开始得到保障，一日三餐才慢慢地在普通人家中普及。

随着科技进步和生活节奏的改变，很多现代人每日三餐甚至四餐，饮食的选择不尽合理；体力活动减少，能量摄入大于或远超机体所需的能量，久而久之容易造成体内脂肪堆积，导致超重、肥胖及相关代谢性疾病。

一日三餐不仅是延续多年的饮食习惯，其中的"三"其实也是有科学依据的。人的一日三餐是由生物钟控制的，间隔时间是因为食物在我们的胃里停留的时间在4~5小时，所以每餐的间隔时间在4~6小时是比较适宜的。若是两餐的间隔时间过长，食物消耗完了，人就容易产生饥饿感，影响工作和学习效率，所以一般超过这个时间你就会听到肚子在"咕咕"叫。当然，如果间隔时间过短也不好，进食量和进食速度远远大于身体吸收消化食物的量和速度，就会加重消化器官的压力，影响正常的消化和食欲，所以提倡一日三餐。

"人是铁、饭是钢"，为了人体能够正常运作，我们需要摄入食物来为身体充电，那么为身体充电的正确方式是什么？俗话说：三餐不合理，健康远离你。那么如何搭配食物，保证均衡营养呢？

从营养学的角度讲，人类每天摄入的能量需要满足身体正常运转和日常活动的需求，吃的食物种类需要满足人体所需的各种营养素，包括碳水化合物、脂肪、蛋白质、维生素和矿物质。一日三餐需要合理规划，比如早餐、午餐、晚餐需要按时吃；早餐为机体快速补充能量，中午要吃得饱，晚上要相对减少进食量，以免积食。但是这些在现代人的生活中却很难实现，举个简单的例子，很多上班族或者大学生经常跳过早餐这一步，不吃早餐是很多年轻人的常态；午餐和晚餐有时也不能按时吃。还有人早餐和午餐都随便应付，下班后的晚餐才是重头戏，聚餐一般也会安排在晚上。有些人还不满足于晚餐，于是在睡前吃各种消夜。针对这种不健康的生活方式，专家建议晚上不宜吃多，睡前3小时也最好不要进食，因为晚上机体处于需要休息的状态，此时进食，身体内的消化"加工厂"就会马上开始再次运转，加重肠胃负担。

那日常生活中三餐该怎么正确选择食物并合理搭配呢？

首先是能够开启一天美好生活、让人充满活力的早餐。经过一整夜的断食，我们需要给身体及时补充足够的营养和能量，来满足上午学习或工作的需要。早餐尽量避免油腻的食物（如油炸食品），可以选择一些易吸收消化的食物，比如富含纤维的粗粮谷物类食物（燕麦粥、全麦面包等），搭配富含蛋白质的食物（牛奶、豆浆和鸡蛋等），也可以食用一些富含维生素和膳食纤维的果蔬。但若是来不及吃早饭该怎么办呢？这种情况下可以提前准备一些开胃且营养价值高的食物，从而快速补充能量，比如酸奶、鸡蛋、红枣等，或者准备一些即食食品。但是要注意，空腹喝酸奶容易腹泻。

午餐作为三餐中比重最大的一餐，时间和食物种类都要选择适宜。中午12时胃酸分泌达到最平衡的状态，此时吃午餐有利于食物的消化吸收。为了提供下午工作需要的能量，虽然说要吃饱，但不是指吃撑，而是指摄入的食物种类要齐全。中国营养协会提倡"低油、低盐、低糖"的健康原则，为保证摄入足够的营养素，午餐应以碳水化合物丰富的食物作为主食，比如米饭、玉米、薯类等，搭配的菜品可以选择含有丰富蛋白质的肉蛋豆类，以及富含膳食纤维、可以促进肠道蠕动的蔬菜等。

晚餐是三餐中能量占比最小的一餐，但对于很多上班族来说，在忙碌了一整天之后，难免想要犒劳一下自己劳累的身体，但是请最好控制自己的胃口。晚餐为什么不能吃多呢？因为晚餐接近睡眠时间，晚上吃太多不利于肠胃消化，食物堆积不仅会引起不适，还会造成脂肪堆积，导致肥胖。因此晚餐不宜吃太多或吃得过于油腻，偶尔吃多了，可以安排饭后散步，帮助消化。晚餐摄入的动物性食品要适量，同时要避免豆类、白萝卜等易产气的食物和辣椒等辛辣食物，为了不影响睡眠，也不建议饮用咖啡、奶茶等饮品。

虽然我们建议在三个主要食点为身体补充能量，但是工作和学习时的思考十分消耗能量，进食间隔期难免会感到饥饿，那么除了一日三餐，能不能再吃点什么补充能量呢？可以，但是加餐不等于消夜；同时要适量，不能因为加餐而影响了正餐的食欲。水果和适量坚果是加餐的健康选择，不仅能补充能量，还不会影响下一餐。正如元代忽思慧撰写的《饮膳正要》所述："善性者，先饥而食，食勿令饱；先渴而饮，饮勿令过。食欲数而少，不欲顿而多。"这是保持身体健康的饮食方式。

>>科学饮食是健康生活的基石

对于年轻人来说，在快节奏的日常生活中，快餐、外卖和外出聚餐不可避免，现代人的美食"购物车"中充满了各种能满足味蕾的方便食品，比如面包、蛋糕、饼干、方便面、糖果、薯片，以及奶茶等饮品，这些都是高糖高脂的方便食品。"方便性"是一个能够吸引消费者的关键因素，方便面、汉堡、薯条及甜食等已经成为人们日常饮食的重要组成部分，现代社会生活中广泛应用的盐、糖和脂肪并不是营养品，而是一双无形的手，将我们一步步推向不健康的边缘。越来越多的研究表明，高糖高脂的饮食习惯是导致现代人慢性病（包括肥胖症、糖尿病、高血压、高血脂、痛风、非酒精性脂肪肝等）患者逐渐年轻化的原因之一，严重威胁着我国居民的身体健康和生命安全。在过去的20年里，中国成年人的2型糖尿病患病率急剧上升，儿童和青少年也深受其害，中国已成为糖尿病患病人数最多的国家。

日常生活中，人们往往容易或倾向于选择某些营养成分"超标"的食物，比如深受年轻消费者喜爱的奶茶。好喝的奶茶少不了糖，但是你知道一杯奶茶含有多少添加糖吗？某测评机构对国内某一线城市中27家奶茶店的奶茶做了检测，结果显示27杯正常甜度奶茶的含糖量介于每杯11克至62克之间，最高的糖含量达到每百毫升13.2克，意味着一杯750毫升的奶茶中，最高可能含有99克糖分！过度摄入糖分将导致胰岛超额工作，长期高糖饮食不仅会导致骨质疏松、肥胖、厌食、龋齿等，甚至诱发癌症。又比如重油重盐，鲜香麻辣的火锅、麻辣烫等，可以说是现代人外出就餐的必选。此类饮食虽然在调料和用料上给人们带来了不同层次的口感，但是人们在吃自助火锅时容易习惯性选择某些特殊食材，不利于营养的均衡摄入，底料、酱料搭配和进食时间较长还可能导致摄入过多热量。一大匙酱料的热量为100千卡[1]左右，肥胖人群要注意控制酱料的食用量。此外，调味料中含有大量脂肪、盐类和添加剂，长期食用可能会导致高血压、高血脂、肥胖等慢性病的发生。

当然，饮食并不是慢性病发生的唯一因素，《中国居民膳食指南科学研究报告（2021）》指出，现代居民生活方式明显改变，身体活动总量下降，能量摄入和消耗控制失衡的问题日趋严重。现代社会很多体力工作被机器取代，城市居民劳作强度降低，在饮食摄入不变甚至过量的情况下还缺乏运动，会使身体堆积更多的脂肪，降低新陈代谢，从而导致抵抗力下降。

事实上，古人很早就注意到了不合理饮食会导致各种疾病的发生。汉代医家张仲景在《金匮要略》中记载："所食之味，有与病相宜，有与身为害。若得宜则益体，害则成疾。"现代科学研究表明，在膳食营养方面以谷物为主食、配合适量的肉类及充足的蔬果对人体健康具有保护作用，可减少慢性病的发生；减轻体重可以改善胰岛素抵抗、降低血糖、改善心血管疾病等。控制肉类、高脂奶类和添加糖的摄入，加之适当运动可以有效控制2型糖尿病及相关代谢综合征的发生，保持身体健康。

---

[1] 1千卡 ≈ 4.186千焦。——编注

　　当前我国的膳食模式正处于明显的变化阶段，要想避免出现营养不良，避免出现由于膳食模式问题诱发的慢性病，就需要选择科学的膳食结构。加强健康营养教育，明确膳食结构不合理有可能造成的危害，降低膳食结构中动物性食物的比例，增加植物性膳食的摄入，同时还需要降低油、盐的摄入，使膳食模式的质量得到有效改善，这样才能有效地维护自身健康，对于控制体重，降低高血压、高血脂等心脑血管疾病的发病风险，改善居民的健康状况有积极意义。

2

人类疾病谱的变迁

在不同历史时期，不同国家和地区的人们在生活环境、饮食习惯和医疗条件等方面不断变化，疾病谱也随之改变。总体来说，人类历史上一共经历了三次重大的疾病谱转变，可以分为三个疾病流行时期：以天花、霍乱、肺结核和鼠疫等为代表的传统传染病时期；以癌症、心脑血管疾病等为代表的慢性病时期；以阿尔茨海默病、帕金森综合征等为代表的年龄相关退行性疾病，以及严重急性呼吸综合征（SARS）、新型冠状病毒肺炎（COVID-19）等新发传染病时期。

>>瘟疫肆虐的古代

自从人类出现以来，传染病就与人类相随相争。这些传染病或大或小地影响着人类历史的发展进程，有记载的人类传染病史至少有 5 000 年之久。古代中国，流行性传染病被称为"疫"或"疠"。

在1万年前的新石器时代，人类以小部落的形式聚居，通过狩猎和采集维持生存。传染病传播是需要条件的，包括传染源、传播途径和易感人群。由于人类聚居规模小，部落之间交流较少，因此传染病不会大规模传播。随着时代的发展，人们不再单单只是狩猎和采集，而是学会了改造环境和发展农业，懂得通过更大规模的协作和栽培作物来获取食物。此时就出现了一个健康问题：由于聚居规模扩大，导致传染病传播风险加大。

人们在距今3 000多年的埃及木乃伊上观察到了天花的疤痕。到了2世纪的时候，欧洲也出现了天花。很多患者出现高热、浑身乏力、恶心呕吐和严重皮疹的症状，由于当时的医疗条件有限，很多患者无药可治，最终在痛苦中死亡。3—4世纪，罗马帝国曾经有过一次天花大流行，导致大约10%的居民死亡。

6世纪，印度也有天花流行。同时，鼠疫在中东地区肆虐，这是鼠疫的首次世界性大流行。鼠疫是人类历史上危害极大的传染病之一。历史上，鼠疫曾流行过7次，前6次均始发于恒河流域。据估计，死于鼠疫者接近1亿人。

11—13世纪，在十字军远征期间，天花在军队内部流行，导致伤亡惨重，疫病造成的减员超过杀伤性武器引起的士兵伤亡。同时，麻风也开始在欧洲流行，患者出现皮肤溃烂、指端脱落的症状，病情严重的患者还会出现内脏损坏，危及生命。

14世纪，鼠疫横行欧洲。"黑死病"是现代历史学家对14世纪中叶那场肆虐欧洲、亚洲部分地区、中东、北非的鼠疫的命名。患者去世后全身皮肤呈现黑紫色，引发人们极度恐慌。当时，鼠疫迅速在整个欧洲蔓延，死亡的阴影笼罩着整个欧洲大地。这次鼠疫流行在欧洲持续了3年，死亡人数高达2 500万，人们终日惶惶不安。

15世纪，梅毒在欧洲首次暴发并开始肆虐，死亡人数超过1 000万。关于梅毒的来源，当时主要有两种观点：美洲起源说与旧大陆起源说，但至今仍无定论。直至18世纪，人们才把这种通过性行为传染的恶疮称为梅毒。

16世纪，天花被西班牙人传入美洲，导致这一时期天花在全球多个国家和地区流行，死亡人数超过10万。由此可见，天花在当时仍是一种极其凶险的传染病，患者无法得到有效医治。截至18世纪，欧洲死于天花的人数超过1.5亿。

19世纪初期，斑疹伤寒打乱了法国皇帝拿破仑的远征计划，大约8万名法国士兵死于该疾病。随后东欧也惨遭斑疹伤寒侵袭，导致约3 000万人死亡。1882年，德国细菌学家罗伯特·科赫（Robert Koch）发现结核杆菌，由此菌引发的肺结核也被称为白色瘟疫。除了少数的患者起病迅速，临床上大多数肺结核呈现慢性过程。患者主要表现为低热、消瘦、乏力等全身症状与咳嗽、咯血等呼吸系统症状。至今，全球累计有大约20亿人曾感染结核杆菌。

19世纪至20世纪中叶，最严重的传染病是霍乱，曾被称为"最令人害怕、最引人注目的19世纪世界病"。1817年，一种特别严重和致命的霍乱病在印度加尔各答地区突然流行。随后，霍乱传播到俄国和英国。1817年至今共有7次霍乱大流行。1817—1923年的百余年间，先后有过6次世界霍乱大流行；第7次世界霍乱大流行于1961年开始，持续30多年，波及五大洲的140多个国家和地区。

19世纪末至20世纪30年代是鼠疫的第三次大流行，波及亚洲、欧洲、美洲和非洲的60多个国家，死亡人数达千万以上。这次鼠疫起于1894年，第一波流行就造成大约110万人死亡。1918年又叠加流感大规模暴发，其杀伤力比鼠疫更强，发病广泛、死亡率很高。有些专家认为，20世纪最可怕的疫情就是流行性感冒。据历史记载，流感病毒大约每40年会大范围肆虐一次。1918—1919年的世界流感大流行是人类受害最深、付出代价最大的一次都市传染病。该病毒最早发现于美国堪萨斯州一座军营，后来蔓延至欧洲，最后在西班牙肆虐，该国成为最严重的疫区，有超过800万人被感染。最近一次流感大流行是在1999年11月至2000年4月，欧洲、美洲和亚洲均发生中度以上流感暴发，其中最为严重的是法国，流行高峰时发病率达8.6%。

20世纪，天花最后一次流行。这次流行发生在1977年非洲的索马里。1980年5月8日，世界卫生组织（World Health Organization, WHO）正式宣布天花被消灭，只有美国和俄罗斯的实验室还保存着样本。

就我国而言，2021年6月30日，世界卫生组织宣布中国通过消除疟疾认证，称中国从20世纪40年代每年报告约3000万疟疾病例，到新中国成立后通过不懈努力完全消除疟疾，是一项了不起的壮举。这是我国继天花、脊髓灰质炎、丝虫病、新生儿破伤风之后消除的又一个重大传染病，结束了疟疾在中国肆虐数千年的历史，在中国公共卫生史和全球消除疟疾史上具有里程碑意义。

　　总而言之，在漫长的历史中，人类曾遭遇过很多传染病，主要包括鼠疫、天花、肺结核、斑疹伤寒、霍乱、流感、艾滋病等。这些传染病对人类历史的影响巨大，不仅造成大量人员死亡，甚至影响了朝代的更替。传染病蔓延威胁着人的生命安全，造成农作物停播、粮食减产、经济低迷、兵源匮乏、军力减弱，引发社会失序，削弱国力，而国力的减弱又反过来影响传染病防控的有效性。两者之间的相互制约与相互影响，也间接影响了世界秩序。

>>慢性病流行的现代

　　人类在与传染病斗智斗勇的过程中，逐渐了解到很多传染病的发生原因，建立了一些传染病的应对方案。随着医疗水平的持续发展和医疗设备的不断升级，许多急慢性传染病在一定程度上得到有效控制，全球传染病死亡人数占总死亡人数的比例也由19世纪初的50%~60%下降到20世纪初的10%以下。虽然传染病在一定程度上得到了控制，但是由于人们生活方式、生产活动、周边环境及其他因素的影响，慢性非传染性疾病和与衰老相关的退行性疾病开始流行，例如心脑血管疾病、恶性肿瘤、糖尿病、慢性呼吸系统疾病等。这些疾病的患病率不断增长。进入21世纪，我国的人群疾病谱已经转变为以慢性非传染性疾病为主。

　　20世纪初期，我国农村的疾病谱以传染病为首，传染病（如沙眼、疟疾、天花、结核病）、消化系统疾病（如肠胃功能紊乱）、呼吸系统疾病（如气管炎）和运动系统疾病（如关节炎）占据了人群疾病谱的主体部分。20世纪50年代，我国排名前3位的死因是呼吸系统疾病、急性传染病和肺结核。我国传染病的发病率在20世纪70年代末开始下降，后来在疾病谱中占据的份额越来越低，居民患病死亡的主要原因逐渐由急性传染病转变为慢性病。

20世纪80—90年代，恶性肿瘤的死亡率持续上升。1990年，我国疾病总死因前5位依次是心血管疾病、呼吸系统疾病、肿瘤、意外死亡和感染性疾病。1996年，城市居民的前3位死因依次为脑血管病、恶性肿瘤和心脏病。在此期间，农村居民的高血压、糖尿病、心脏病和脑血管病等慢性病患病率逐渐上升，连同急性病（如急性上呼吸道感染和急性胃炎）和其他慢性病（如椎间盘疾病、类风湿关节炎）构成了主要的疾病谱。

进入21世纪，恶性肿瘤、脑血管病和心脏病开始成为我国城市居民慢性病死亡的主要原因。我国慢性病患病率迅速上升，尤其是高血压、糖尿病、脑血管病、心脏病等常见慢性病上升幅度较大。2003年的调查显示，肿瘤在我国城市和农村居民死亡原因中分列第1位和第3位。此外，社会经济、健康行为、生活方式等个体危险因素的增加，导致心血管疾病逐年增长。我国近期统计资料也表明，心血管疾病已成为慢性病死亡的首要原因。

1993—2003年，老年人口（60岁及以上）慢性病患病率发展趋势平稳，维持在50%左右；其中，城市老年人口慢性病患病率维持在73%左右，农村老年人口慢性病患病率维持在35%左右。2003—2013年，老年人口慢性病患病率增长迅速，尤其是农村老年人口慢性病患病率增长较快，增长率为90.43%；城市老年人口慢性病患病率增长率为13.27%，但总体患病率城市一直高于农村。

2003年，我国15岁及以上人口慢性病患病率为18.8%，其中城市人口患病率为27.7%，农村人口患病率为15.3%。2008年，我国15岁及以上人口慢性病患病率上升至24.1%，其中城市人口患病率为32.0%，农村人口患病率为21.0%。2012年，我国18岁及以上成年人高血压患病率为25.2%，糖尿病患病率为9.7%；40岁及以上人口慢性阻塞性肺疾病患病率为9.9%，恶性肿瘤发病率为235/10万，肺癌和乳腺癌分别位居男性、女性恶性肿瘤发病首位。2013年的国家卫生服务调查显示，我国15岁及以上人口慢性病患病率继续快速增长，上升至 33.10%（其中城市患病率为 36.70%，农村患病率为 29.50%）。其中高血压患病率是 14.20%，患病人群的年龄集中在 55 岁以上，高血压一直位居居民慢性病患病率的首位；糖尿病在居民慢性病患病率中位居第二，15 岁及以上调查人口的糖尿病患病率为 3.50%，患病人口年龄集中在 65 岁以上。

2014 年，我国全死因死亡人数为 984 万，其中 857 万人死于非传染病，占全部死因的 87.1%。心脑血管疾病、恶性肿瘤、慢性呼吸系统疾病和糖尿病分别占全死因死亡人数的 45.0%、23.0%、11.0% 和 2.0%。2016 年的一项研究结果显示，心脑血管疾病、癌症、慢性非阻塞肺疾病和糖尿病 4 种慢性病在我国 50 岁及以上居民的伤残调整生命年[1]构成中，所占比例超过 60%。

2017 年，导致居民死亡的 5 种常见疾病是中风、缺血性心脏病、肺癌、慢性阻塞性肺疾病和肝癌。随着我国工业化、城镇化和人口老龄化进程的加快，生活方式、生态环境和食品安全状况对人体的健康影响很大，慢性病发病、患病和死亡人数不断增加。针对这一情况，可以通过改善影响因素降低患病率。据 2019 年 6 月在国际知名医学期刊《柳叶刀》（The Lancet）中发表的一篇报告显示，我国 2017 年慢性病死亡率的影响因素包括高收缩压、吸烟、高钠饮食、颗粒物空气污染、高血糖、高低密度脂蛋白胆固醇、高体质指数、全谷物摄入不足、蔬果摄入不足和饮酒。

根据《中国健康管理与健康产业发展报告（2018）》的最新数据可知，慢性病导致的死亡人数已占全国总死亡人数的 86.6%，65 岁以上人口慢性病患病人数在 1.5 亿以上。2019 年，我国因慢性病导致的死亡人数占全国总死亡人数的 88.5%，其中心脑血管疾病、癌症、慢性呼吸系统疾病死亡率为 80.7%。我国居民因心脑血管疾病、癌症、慢性呼吸系

---

[1] 指从发病到死亡所损失的全部健康年。包括因早亡所致的寿命损失年和疾病所致伤残引起的寿命损失年两部分，经常用于测量疾病负担。——编注

统疾病和糖尿病4类重大慢性病导致的过早死亡率为16.5%，高血压、糖尿病、高胆固醇血症、慢性阻塞性肺疾病患病率和癌症发病率与2015年相比有所上升。

2020年，根据美国糖尿病协会（The American Diabetes Association, ADA）的标准，中国成年人糖尿病患病率为12.8%，中国成年人糖尿病前期患病率为35.2%。《中国居民营养与慢性病状况报告（2020年）》公布的数据显示，我国18岁及以上居民高血压患病率为27.5%，糖尿病患病率为11.9%，高胆固醇血症患病率为8.2%，40岁及以上居民慢性阻塞性肺疾病患病率为13.6%。

可见，慢性非传染性疾病主要包括心脑血管疾病、恶性肿瘤、糖尿病、慢性呼吸系统疾病等，严重威胁居民健康，已成为当今社会严重的公共卫生问题。

>> 新发传染病和与衰老相关的退行性疾病并存的未来

20世纪末，随着人类寿命的延长，第三次疾病谱改变开始出现，这一过程至今仍未结束。慢性病、退行性疾病、老年病患病率不断升高，其中与衰老相关的退行性疾病逐渐成为常见病，例如帕金森病、多发性硬化症、亨廷顿病等。根据2015年的《世界阿尔茨海默病报告》，目前中国痴呆症患病情况与世界上大多数国家和地区相似，中国60岁及以上人群的痴呆症总体患病率为5.30%。60岁及以上痴呆症患者有1 000万~1 100万人，其中60.00%为阿尔茨海默病患者。农村人群的患病率更高，65岁及以上痴呆症在城市和农村的患病率分别为4.40%和6.05%，阿尔茨海默病城乡患病率分别为2.44%和4.25%。出现这一差异的原因之一可能与农村地区的教育水平较低有关。

同时这一时期，也出现了一些新发传染病。1980年，全球发现第一例艾滋病患者，艾滋病的传播让人类陷入巨大的惊慌和恐惧，对社会产生了很大的冲击。另外，还有埃博拉出血热、严重急性呼吸综合征、人感染高致病性禽流感和新型冠状病毒肺炎等。

　　随着人类不断开拓生存领地，进入原始森林和极地，也会接触很多新的病原体。同时，传统传染病也死灰复燃，比如肺结核，因为人类在长期服药后，病原菌会出现耐药性，并且病原菌也在不断发生基因变异，适应环境。但不管是传统传染病还是新发传染病，对于大多数人来说都是易感的，不同的传染病作用的靶点有可能不同，并且会损害多数人的健康。新发传染病、慢性病及与衰老相关的退行性疾病已成为当今及今后一段时间人类需要共同面对的健康问题和公共卫生问题。这些疾病大多数尚无法治愈，但通过普及和提高对疾病的认识，提倡低盐少油的健康饮食，减少有毒物质的接触，做好疾病的早期筛查和预警、早诊早治及患者规范化管理，可以有效延缓疾病的发生、降低其严重程度。

3

糖尿病的古往今来

提到糖尿病，大家首先联想到的是什么呢？富贵病？吃多了糖就会得的病？年纪大了才会得的病？在许多人的认知里，糖尿病是一种"现代病"，是随着生活水平的不断提高，人们体力活动变少，并且在饮食上不够节制，自己"作"出来的疾病。毕竟在物质水平不高的年代，糖尿病似乎并没有频繁地出现在大众视野中。事实上，糖尿病是迄今为止人类发现的古老病种之一，从有确切的文字记载开始，糖尿病已经伴随人类3 500多年了。

>>甜甜的烦恼，古已有之

　　糖尿病自古以来就为人们所知，关于糖尿病的大多史料都来源于世界文明古国——古埃及、古代中国及古印度等。其中，古代中国对糖尿病的记载先于古印度，晚于古埃及。但在这些古代文献中，以古代中国对于糖尿病的记载最为丰富。

　　糖尿病的相关记载最早可追溯到公元前1500年左右古埃及的《埃伯斯纸草文》（Ebers Papyrus），这是全球范围内发现的第一份医学实用病症列表，其中记载了大量古埃及医学资料。这份纸草文中记录了多种常见的贵族疾病，其中有一种名为"尿液过度排空"的病症。根据描述，患有这种病的患者会出现过度口渴、大量排尿的症状，而口渴和大量排尿正是糖尿病的典型症状。

　　5世纪，印度的笈多王朝上层社会生活十分奢华，但在那时的王宫中却流行着一种名为"多尿病"的疾病。那时的印度，医学技术的应用与传播主要依靠僧侣而非专业医师。于是为了治疗"多尿病"，在首都华氏城内，一时间僧侣云集，他们每天在王宫门口等待着盛有王族患者尿液的尿壶。经过长时间的观察，有两位僧侣发现"多尿病"患者的尿液比正常人要黏稠许多。在某次研究过程中，两位僧侣无意间在桌边洒落了一些尿液，不料仅过了片刻，洒落的尿液上就聚集了大量的蚂蚁，仿佛这些不是尿液而是糖浆蜜露。这些疯狂的蚂蚁立刻吸引了两位僧侣的注意，又经过长时间的观察，二人发现所有"多尿病"患者的尿液无一例外都是甜的，这使得他们对糖尿病有了全新的认识。虽然这两名僧侣的名字已经无从考察，但毫无疑问，他们是真正的糖尿病研究先驱。

到了6世纪，一本印度教医学著作中将这种疾病称为"madhumeha"，意思是"蜂蜜一样的尿液"。书中认为这是一种富人的疾病，是由于过度食用大米、面粉和糖引起的。发病时表现为手脚发热甚至感到灼热，皮肤表面闪闪发光，就像涂了油　样，伴随而来的是口渴和口中的甜味。这种疾病的进展程度可以通过错乱的体液症状和尿液的颜色区分。

在中国商代的甲骨文中也有关于"尿病"的记载。中国现存最早的医书，发掘于马王堆汉墓的《五十二病方》中描述了类似糖尿病的"病脞瘦，多弱（溺），耆（嗜）饮"症状，大意是指患者消瘦、多尿并且大量饮水。

中医研究糖尿病的理论源于《黄帝内经》，辨证论治出自《金匮要略》，证候分型始于《诸病源候论》，其体系最终形成于唐宋至明清之历代诸家。中医一直将糖尿病称作消渴病。"消"字从水，从肖，肖亦声，本义为水流变小、变细直到没有；"渴"字从水，曷声，本义为水干。"消渴"之名第一次出现是在《黄帝内经·素问》中，书中记载："此肥美之所发也，此人必数食甘美而多肥也，肥者令人内热，甘者令人中满，故其气上溢，转为消渴。"文中认为患有消渴病的人经常食用甘甜肥美的食物，肥腻能使人体生内热，而甘味能使人中满，所以体内热气上溢，就会转成消渴病。作为中国最早的医学典籍，《黄帝内经》不仅首次提出消渴病的概念，而且详细论述了消渴的病因、症状、病机、分类、传变、治疗、预后等。

东汉张仲景在《黄帝内经》的基础上，更为详细地论述了消渴病的病因、病机和辨证论治。其在所著《金匮要略·消渴小便不利淋病脉证并治》中记载："男子消渴，小便反多，以饮一斗，小便一斗，肾气丸主之。"张仲景认为消渴是由于肾阳衰微，应该用肾气丸温补肾气。《金匮要略》中治疗消渴的辨证思维和遣方用药有着很重要的意义，为之后的糖尿病治疗奠定了基础。

隋朝巢元方在《诸病源候论·消渴病诸候》中将消渴病进一步分类，根据消渴的证候、表现、并发症和预后的不同，将消渴归纳为消渴候、渴病候、大渴后虚乏候、渴利候、渴利后损候、渴利后发疮候、内消候、强中候8种类型，并予以辨证施治。

种种证据表明，中医研究糖尿病的历史十分悠久，在古代医学技术并不发达的情况下依然发现了糖尿病，并提出了很多先进理念，绝不逊色于其他各大古国。

>> 是谁命名了糖尿病

目前，糖尿病的国际通用英文名称为"diabetes mellitus"，其源头可以追溯到古希腊和古罗马时期的西方医学。

一位来自卡帕多锡亚的医生阿勒特斯（Aretaeus）很有可能是医学史上第一个使用"diabetes"来描述这种大量排尿的消耗性疾病的人。"diabetes"一词来自希腊语"diabaino"，意思是描述液体流过的情况。根据阿勒特斯在医书中的记载："这种疾病的名称diabetes来源于希腊语，意为倒酒器或虹吸管。"这其实是一种极富文学性的描述，阿勒特斯想表达的意思是：患这种病的人，体内已经无法储存液体了，身体就好似一个倒酒器或者供液体流过的管道。患者因为口渴而不断喝水，但同时也会不停排尿，就像一个两端开口的管道。一旦停止摄入水分，患者就会感到极度口渴，内脏也会有灼烧感，最后只能在种种痛苦下死去。

虽然这位医生把糖尿病的症状描写得十分骇人，但不得不承认，将糖尿病取名为"diabetes"是十分具有想象力的，这个单词生动形象地描绘了糖尿病的症状。此后"diabetes"这个命名被广泛接受并流传，打败了所有糖尿病的曾用名，最终成为现代医学中糖尿病的正式名称。

文艺复兴时期，伴随着欧洲宗教、文学、艺术、科学的各种变革，医学界也产生了一股质疑传统医学的热潮。16世纪，瑞士医生帕拉塞尔苏斯（Paracelsus）便是这场变革中的典型代表。他反对盲目迷信传统医学，推崇医生回到患者身边，在临床实践中学习。同时，他认为化学及生命的法则主宰着机体的全部功能，故而致力于矿物、金属、炼金术的研究。帕拉塞尔苏斯认为用化学方法分析尿液才是今后的发展方向，所以他在实验中尝试蒸发糖尿病患者的尿液，并得到了固态的物质。非常可惜的是，他并没有对这种物质做进一步分析或者尝一下，而是直接将这种固态物质当作了盐，从而得出一个错误推论——diabetes是由于盐在肾脏沉积导致的。

17世纪，英国内科医生托马斯·威利斯（Thomas Willis）将"甜尿"与糖尿病的相关研究引入了英国医学界，并且发现diabetes不再罕见。威利斯是第一个提到糖尿病患者尿液有甜味的欧洲医学作家，他在著作中用一个章节论述了这种疾病。威利斯将这种疾病归因于饮食习惯和心理状态，主要是不节制地喝苹果酒、啤酒和烈性葡萄酒；偶尔或者长期陷入悲伤情绪，这是一种不良的生活方式。威利斯还在患者中发现了糖尿病神经病变，并将其描述为：刺痛、经常收缩或抽搐、肌腱和肌肉扭动及其他障碍。然而，威利斯无法解释"为什么尿液像糖或蜂蜜一样甜得出奇"。

大约100年后，利物浦的另一位英国医生马修·多布森（Matthew Dobson）给出了解释，他通过实验证明了尿液中存在糖。多布森将患者的尿液煮干，发现残渣是一种结晶物质，有红糖的味道。

在神经病学史上占有重要地位的苏格兰医生威廉·库伦（William Cullen）极有可能是 diabetes mellitus 的首位提出者。他提出了 diabetes 应该分为 diabetes insipidus（尿崩症）和 diabetes mellitus（糖尿病），尿崩症患者的尿液没有任何味道，而糖尿病患者的尿液中含有甜味物质。

在现代医学的语境下审视"diabetes mellitus"（糖尿病）这个疾病名称，仅从字面意思就能知道患者有着尿液含糖量高的特征。但古代的医学家仅仅是发现糖尿病患者尿液中含糖这一特征就花费了数千年的时间，糖尿病的命名史亦是无数医学先驱的奋斗史。

>> 从罕见到流行，糖尿病都经历了什么

在近 200 年的时间里，随着经济的发展和生活方式的现代化，糖尿病已经在全球范围广泛分布，患者人数每年都在不断增加，流行程度不断加剧。在成为全球性的严重公共卫生问题的同时，糖尿病也给各个国家和地区带来了重大的健康危害和社会经济影响。

如果我们生活在 1800 年，那时的中国正是清朝嘉庆五年，那一年的全球人口为 9.78 亿。那时候，胰岛素还没有被发现；霍乱还未在世界范围内流行；北美洲的首次天花疫苗接种在加拿大完成。你可能会听说街口的幼童染上了天花、隔壁村暴发了鼠疫、镇上有人死于疟疾，但听说"某某患上消渴症啦"的概率肯定是相当低的。因为糖尿病在那个时候是十分罕见的，并且当时全球的糖尿病病例以 1 型糖尿病（type 1 diabetes mellitus, T1DM）居多。

如果我们生活在 1980 年，那一年的世界人口是 45 亿。那时候，霍乱已经在世界范围内发生 7 次大流行，世界卫生组织在那年的 5 月正式宣布人类成功消灭天花病毒，胰岛素早就实现了人工合成。

过去的 100 年间，人类社会以惊人的速度发展，科学技术也在飞速

进步；与此同时，糖尿病的流行状况也令人触目惊心。1980年，全世界已经有1.08亿糖尿病患者，从糖尿病被命名开始，短短不到200年的时间里，糖尿病已经从名不见经传的"小人物"摇身一变，成了威胁全球人类健康的"大魔头"。但人们似乎还没有意识到糖尿病的可怕，在很多国家，尤其是经济与科技比较落后的国家，人们对糖尿病的了解少之又少。

而在我们所生活的21世纪，世界人口数量继续急速增加，截至2022年，全球人口数量已经高达80亿，社会生活和科技的发展远远超过了1980年。如今我们已经对糖尿病耳熟能详，在手机上时常能看到有关糖尿病的各种资讯，身边的熟人中也大概率有一些糖尿病患者，但我们已经习以为常。

人们之所以对糖尿病的态度发生转变，是因为糖尿病的流行与发展现状已经十分严重了。糖尿病已经成为21世纪快速发展的健康问题之一，成年人糖尿病患者的数量较20年前增加了3倍多。

糖尿病的患病人数究竟增长得多快呢？2007年世界卫生组织发布的《世界糖尿病实况》中提到，截至2007年，全球糖尿病患者数量估计值为2.46亿。然而，到了2015年，这一数量增加到4.15亿！2015年全球成年人糖尿病患病率约为8.80%，糖尿病造成的死亡人数多达500万！

国际糖尿病联合会（The International Diabetes Federation, IDF）2021年发布的第10版全球糖尿病图表集（IDF Diabetes Atlas）显示，2021年全球成年人（20~79岁）糖尿病患者为5.37亿人，相比于2017年的4.25亿人，在短短4年时间内又增加了1.12亿名糖尿病患者。2010年时，专家们预测全世界糖尿病患者的数量会在2025年达到4.38亿；不幸的是，人类在2019年就提前且超额"完成任务"。目前，全球成年人糖尿病患病率为10.50%，并且每4名患者中有3名生活在中低收入国家。

可能有些人会对这些数据产生怀疑，糖尿病的流行情况真的有这么严重吗？请不要觉得这是在危言耸听。国际糖尿病联合会统计的全球糖尿病概览数据还仅仅包括年龄介于20~79岁的人群，不在这个年龄范围的人群（小于20岁和大于79岁）并未被纳入评估。因此，这些数据其实是相当保守的，糖尿病患者的实际人数甚至不止2021年的5.37亿！

更让人担忧的是，糖尿病患者的数量持续增长，没有减缓的趋势（图3-1）。据估计，如果糖尿病不能得到有效控制，到2030年，成年人糖尿病患者将达到5.78亿，到2045年更是会达到7亿。

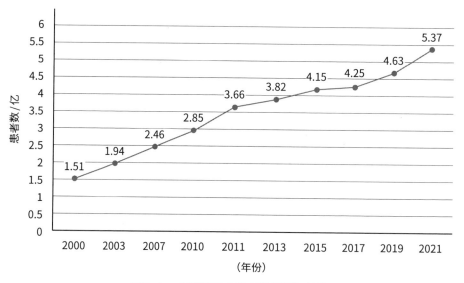

图3-1　全球糖尿病患者数量增长趋势

>> 季节变化影响糖尿病发病率吗

糖尿病的患病率一路飙升，那它的流行都有哪些特点呢？一般来说，某些具有传染性的疾病，多有季节性发病的特点。呼吸道疾病多发于冬、春季；由蚊虫传播的传染病，例如疟疾、登革热等多发于夏、秋季。而糖尿病作为一种慢性非传染性疾病，它的发病居然也与季节有关。

有调查研究显示，1型糖尿病的发病有一定的季节性，表现为北半球的病例多发生在12月至次年2月，而南半球则多发生在6月至8月。

辻本哲郎（Tsujimoto Tetsuro, 2014）等几位日本研究者的一项调查研究表明，与冬季或低温期间相比，1型糖尿病患者发生严重低血糖症的情况在夏季或高温期间更常见；对非糖尿病患者来说，在冬季发生严重低血糖症的情况比夏季更为频繁。然而，2型糖尿病患者的严重低血糖发生与季节没有明显关系。

安德烈亚斯·荷尔斯泰因（Andreas Holstein, 2016）等几位德国研究者为了弄清楚不同时间段（白天、工作日和季节）是否会影响严重低血糖发生的频率，收集了2007—2014年德国某地区所有严重低血糖发作事件，并加以统计分析。研究结果表明，在1 080例严重低血糖发作事件中，有37.5%与1型糖尿病有关，51.9%与2型糖尿病有关，而且相比于2型糖尿病患者，时间因素对1型糖尿病患者发生严重低血糖的影响更大。在1型糖尿病病例中，周末的严重低血糖事件发生率明显高于一周的其余时间，尤其是在星期六。并且在春季和夏季这样较为温暖的季节，严重低血糖事件的发生率相比于秋冬季会有所增加。但是在2型糖尿病患者的受试者中，严重低血糖的季节性分布是平衡的，并且没有出现周末发病率更高的现象。

糖尿病之所以表现出这种季节性，与糖化血红蛋白（HbA1C）在不同时间的变化有关。

糖化血红蛋白是反映长期血糖变化的稳定指标，对于糖尿病患者来说是一项非常重要的监测指标，美国糖尿病协会将其作为诊断糖尿病的重要依据。据报道，糖尿病患者的血糖控制情况受季节的影响，夏季或温暖季节的糖化血红蛋白水平降低，而在冬季或寒冷的季节则升高。美国、英国、日本、瑞典的一些研究发现，糖化血红蛋白在冬季要比在夏季高出0.13%~0.60%。

糖化血红蛋白的这种季节性变化机制还不是十分清楚，目前世界各地的研究者都在努力探索其中的奥秘。

一位瑞典学者认为，这种变化主要是因为冬季与夏季之间饮食和运动的差异，以及夏季胰岛素敏感性提高。一项针对青少年1型糖尿病患者的研究指出：有规律的运动频率是影响糖化血红蛋白的重要因素之一。每周有规律的身体运动量越大，糖化血红蛋白水平越低。冬天常常伴随雨雪、冰雹或者刺骨寒风之类的坏天气，人们一般身着厚重的衣物，不便于户外运动。

还有一些研究者指出，维生素D与血糖之间存在负相关。意思就是体内维生素D含量越多，血糖越低，反之血糖越高。维生素D的摄取主要有两种途径：一种是人在晒太阳的时候，被紫外线照射过的皮肤可以合成维生素D；另一种是通过摄入含有维生素D的食物补充维生素D。但对于人类而言，紫外线照射是体内维生素D的主要来源。冬季平均日照时间变短，可能会导致维生素D合成量降低，从而导致平均血糖水平升高。也有观察性的研究发现，在儿童成长的早期补充维生素D能够降低儿童患1型糖尿病的概率。

此外，一般认为，褪黑素可以降低胰岛素敏感性、降低胰岛素的分泌，从而使血糖升高，影响糖化血红蛋白的水平。褪黑素是一种能够调节生物的昼夜节律、性成熟及生殖、免疫反应、肿瘤和衰老的神经内分泌激素。人体内的褪黑素浓度表现为夜晚分泌量增多，白天分泌量减少。显而易见，这种规律性变化与环境光照条件有很大的关系。在昼短夜长的冬天，长时间持续高水平的褪黑素能够导致血糖升高。

虽然有学者认为2型糖尿病的发病也存在季节性，但是一些研究报道称2型糖尿病在春季高发，也有研究显示2型糖尿病在冬季高发。由于2型糖尿病发病具有较长的隐匿期，且病因复杂，所以目前大多数学者认为2型糖尿病的发病无明显的规律性和季节性。

调查结果的不一致可能跟所调查地区的环境、气候、饮食习惯及调查对象的不同有关。单从时间的角度来分析糖尿病的流行特征必然是不够全面的。所以接下来我们来看看不同地域环境和人群间的糖尿病流行特征有什么区别。

>>糖尿病在世界各地的"多面孔"

糖尿病已经广泛分布于世界各地，在不同的国家和地区，糖尿病的发病率和患病率等流行特征有所不同。

从国家分布来看（图3-2），目前糖尿病患者人数最多的国家是中国。2019年的全球糖尿病地图调查统计了各个国家的糖尿病患者数量，中国、印度、美国分别以1.164亿、7 700万和3 100万位列前三。而且仅这3个国家的糖尿病患者数量之和，就占了全球糖尿病患者总数的近"半壁江山"。截至2022年，巴基斯坦成年人糖尿病患者人数已经超过美国，升至第三位。

当然，糖尿病患者人数最多的国家并不一定是患病率最高的国家。经过年龄调整的比较，2019年糖尿病患病率位列前三的是马绍尔群岛共和国（30.5%）、基里巴斯共和国（22.5%）和苏丹共和国（22.1%）。大部分人可能是第一次听说这几个国家，因为相比其他耳熟能详的国家，

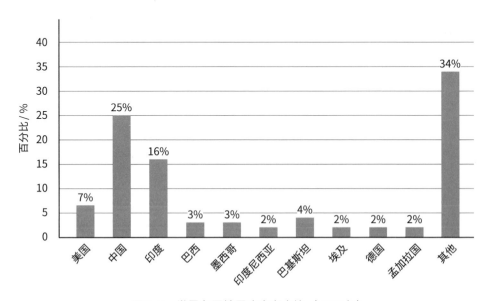

图3-2　世界各国糖尿病患者占比（2019年）

它们确实不太起眼。

患病率排名第一的马绍尔群岛共和国位于中太平洋地区，陆地面积仅有181.3平方千米，由于缺乏淡水资源，居民以芋头及面包果为主食，食用大量海产品，摄入新鲜果蔬严重不足。据2017年的统计数据，该国全国人口只有5.43万人，但是预计到2030年和2045年，马绍尔群岛共和国的年龄调整相对糖尿病患病率仍会位居榜首。

根据国际糖尿病联合会2019年的统计结果，约有420万成年人（20~79岁）死于糖尿病及其并发症，相当于每8秒就有一人因糖尿病死亡。

从地区分布来看，与糖尿病相关的死亡人数最多的地区是太平洋以西地区和一些东亚国家，有130万人死于糖尿病；紧随其后的是东南亚地区，有120万人死于糖尿病。与糖尿病相关的死亡人数最少的地区是南美洲和中美洲地区，仅有20万人。

在与糖尿病相关的死亡患者中，有46.2%的患者年龄在20~60岁，而20~60岁这一年龄段又被称为工作年龄，社会上工作的人基本上都集中于这一年龄段。这提示我们：与糖尿病相关的大量死亡患者是社会的主要劳动力。

处于工作年龄又因糖尿病相关并发症死亡的人数最多的地区是东南亚地区，死亡人数为60万；非洲地区则是比例最高的地区，60岁以下因糖尿病相关并发症死亡的人数占该地区所有因糖尿病死亡的人数的73.1%。据统计，20~79岁成年人在60岁前因糖尿病相关并发症死亡比例最高的国家是东非的莫桑比克共和国——高达91.1%，日本（15.8%）、北马其顿共和国（15.8%）则是比例最低的国家。

不难发现，糖尿病相关并发症使很多国家的劳动力减少。一方面，糖尿病会间接降低一个国家的国民生产总值，因为处于工作年龄的人群是推动一个国家或地区经济发展的主要劳动力，但这一人群却有大量的劳动力因糖尿病而不幸致残甚至死亡；另一方面，糖尿病还将造成巨大的卫生支出，会给国家或地区造成很大的经济损失。

糖尿病的影响不仅包括由于糖尿病相关并发症导致的过早死亡和生

活质量下降，还包括对国家卫生系统产生的重大经济影响，使整个社会付出更多"成本"。由糖尿病引起的卫生支出，无论这些支出是由患者自己支付，还是由家庭、保险或政府支付，都属于糖尿病的直接医疗费用，这就是糖尿病的"直接成本"。而糖尿病导致的过早死亡和残疾导致的劳动力损失，也会给国家带来负面的经济影响，这通常被称为糖尿病的"间接成本"。

值得注意的是，近些年糖尿病直接医疗支出的增长相当明显。2007—2019年，全球范围内的糖尿病相关医疗支出总额从2 320亿美元增长到7 600亿美元，预计将在2030年达到8 250亿美元。但这些还只是在假设人均支出和糖尿病患病率保持不变，仅考虑了人口结构变化的情况下的保守预测。

从地区分布来看，北美洲和加勒比地区糖尿病相关医疗费用支出3 245亿美元，是糖尿病相关医疗总支出最高的地区；排在第二位的是太平洋以西地区，为1 622亿美元。对比各个国家，与糖尿病相关的医疗支出位列前三名的国家分别是美国（2 946亿美元）、中国（1 090亿美元）和巴西（523亿美元）。而其他地区的糖尿病相关医疗支出明显较少，合计只占全球与糖尿病相关的医疗总支出的14.8%。但这一支出明显是严重不足的，因为这些地区的糖尿病患者总数已经占了全球糖尿病患者总数近半，糖尿病相关医疗支出占比却还不到五分之一。

>> 在中国"横行霸道"的糖尿病

根据上述各个方面的数据不难看出，相较于其他国家和地区，中国糖尿病的流行形势尤为严峻。在中国，糖尿病已经成为严重困扰国民生活、造成经济负担的公共卫生问题。

其实，中国并非自古以来就是糖尿病大国，那么糖尿病是如何以如此快的速度在中国流行发展的呢？

　　近40年来，我国先后开展了7次大型糖尿病流行病学调查，调查结果显示我国糖尿病患病率（以2型糖尿病为主）在持续增加（表3-1）。

　　1980年涉及全国14省30万人口的流行病学调查显示，糖尿病患病率仅为0.67%。1996年涉及11省市人口的糖尿病抽样调查显示，20~74岁人群糖尿病患病率增长到3.62%。2010年，中国国家疾病控制中心和中华医学会内分泌学会使用世界卫生组织1999年的诊断标准，调查了我国31个省（市、自治区）9万余名18岁及以上成年人的糖尿病流行情况，结果显示糖尿病患病率已达9.65%，男性患病率略高于女性，城市明显高于农村。

　　2013年，中国国家疾病控制中心与北京大学公共卫生学院采用新的标准，对糖尿病数据做了回顾性分析，结果显示在17余万名18岁及以上成年人群中，糖尿病患病率为10.90%。

　　中国成年人的糖尿病患病率在30年的时间里，从1980年的0.67%上升到2013年的10.90%、2020年的11.20%，虽然其间使用了不同的抽样方法和诊断标准，但患病率的显著增长是毋庸置疑的。

　　此外，2013年发布的数据显示，我国31个省（市、自治区）的糖尿病患病率存在较大差异。有16个行政区的患病率在9.0%及以上，仅有9

表3-1　我国糖尿病的流行情况

调查年份	调查对象	调查人数	糖尿病患病率（%）
1980	全人群	30万	0.67
1996	20~74岁	11省市人口	3.62
2002	≥18岁	10万	4.50（城市） 1.80（农村）
2010	≥18岁	9万余	9.65
2013	≥18岁	17万余	10.90
2020	≥18岁	75 880	11.20

个行政区的患病率在9.0%以下。其中，患病率最高的3个行政区集中在北方，分别是北京（18.5%）、天津（15.1%）和吉林（14.3%）；患病率最低的3个行政区集中在西部地区，分别是西藏（2.1%）、青海（4.4%）和宁夏（4.9%）。

更令人担忧的是，糖尿病在人群中悄然蔓延，但很多人对此毫无察觉。糖尿病患者的知晓率很低。

经过调查统计，我国大部分行政区糖尿病的知晓率低于50.0%。其中，糖尿病知晓率最高的3个行政区分别为北京（61.7%）、上海（56.6%）和青海（51.5%）；而最低的3个行政区集中在西南地区，分别为西藏（12.6%）、云南（21.3%）和海南（25.6%）。

各行政区糖尿病的治疗率在7.3%~55.8%之间，整体水平也不高。治疗率最高的3个行政区依然是北京、上海和青海，最低的3个行政区是西藏、海南和贵州。

2019年的全球糖尿病地图显示，中国糖尿病的未诊断率已达56%。更为严重的是，不仅患者不知道自己的患病情况，就连一些基层医护人员对糖尿病的了解也十分有限。

糖尿病防治的"主力军"是基层医护人员，倘若基层这个"主战场"失守，就会直接导致糖尿病患者的防治管理难以得到有效的实施。2015年的一项调查发现，全科医生对《中国2型糖尿病防治指南》的掌握并不理想，能有意识制订系统的2型糖尿病管理方案的全科医生仅占12.5%，全面掌握2型糖尿病治疗目标的全科医生仅占20.0%。可见规范、合理、有效的糖尿病指南在基层的全面推广迫在眉睫。

城市和农村的地理环境、生活方式和饮食习惯肯定有所不同，那么糖尿病的发病率是否也会存在差异呢？

就1型糖尿病而言，在城市市区生活的儿童1型糖尿病的发病率显著高于生活在郊区和农村的儿童。一份来自我国7个地区的糖尿病登记中心的资料显示，城区与农村儿童的1型糖尿病年发病率分别为1.12/10万和0.38/10万。

2型糖尿病的发病特征亦是如此。在我国，不发达地区2型糖尿病患病率为9.9%，中等发达地区为10.5%，发达地区的患病率为14.3%。由此可见，2型糖尿病的患病率具有随着经济的发展而增加的趋势。

造成这种现象的原因有很多。一方面，城市的生活水平更高，炸鸡、汉堡、奶茶等高热量的快餐食品随处可见；另外，在城市生活的人群大部分都是上班族，每日运动量不足，加上高热量饮食的摄入，导致城市人口更容易患有糖尿病等与肥胖相关的各种慢性病。

另一方面，农村的医疗条件相对较差，人们对于糖尿病的了解有限，发生漏报或者未诊断的情况可能较多。苑随霞等（2017年）对江苏省城市和农村2型糖尿病患者现状对比分析发现，农村地区使用胰岛素的比例显著低于城市；同时，农村患者的糖尿病饮食知识匮乏、较少接受糖尿病教育，基本没有自我监测血糖的意识。

我们都知道，中国北方和南方在基因、饮食、文化、生活环境等方面存在很多差异。但鲜为人知的是，这些差异对南北两个地区糖尿病的特征和并发症有着重大影响。

一些研究表明，地理因素会影响糖尿病和糖尿病并发症的流行。一篇2020年发表的调查分析称，研究团队调查分析了25 398名中国2型糖尿病患者的血压、血脂和血糖数据，以长江为界，将患者分为华南和华北两组。调查数据显示，两个地区糖尿病病程相似，一般都在6年左右。与南方患者相比，北方患者年龄更小、诊断年龄更早、体重更重、体质指数（Body Mass Index, BMI）和腰围更大。

此外，中国糖尿病患者心血管疾病和脑卒中等严重并发症的发生率也存在地域差异，华北和东北地区患病率最高。北方患者心脑血管并发症的患病率比是南方患者的1.76倍；在45~54岁这一年龄段，北方患者的心血管发病率是南方患者的2.27倍。然而，北方患者的外周血管疾病患病率低于南方患者。

此外，在中国北方2型糖尿病患者中，神经病变、肾病和视网膜病变等并发症的发生率要比南方患者高130%。对634例糖尿病截肢患者的横断面调查显示，北方人群糖尿病足溃疡的发病年龄比南方人群早。

造成这种差异的原因是复杂的。从饮食习惯考虑，北方人喜欢食用小麦、猪肉、牛肉和羊肉，这会导致更高的钠摄入量。相比之下，南方人饮食以米饭为主食，根据地区不同，饮食习惯也比较多元化，因此，平均来看，南方人摄入的钠更少。饮食上的差异一定程度上导致了中国北方和南方人群代谢性疾病分布的差异。

总的来说，我国糖尿病患者以 2 型糖尿病为主，占 90.0% 以上。近10 年的 3 次大型流行病学调查显示，我国糖尿病患病率在 9.7%~11.6%，诊断率低、知晓率低，治疗率和控制率也都不高。需要注意的是，我国糖尿病患者患病率呈不断上升趋势，尤其是近几年患病率骤升，流行情况十分严峻。目前无论是在糖尿病知识宣传、教育还是糖尿病患者治疗方面，均有很大改善空间。

>> 糖尿病容易"盯上"哪些人

《黄帝内经》有言："是故圣人不治已病治未病，不治已乱治未乱。"

"不治已病治未病"是中医的精髓理论，寓意是要防病于未然，如果等到疾病已经发作再去求医就太晚了。预防疾病是比治疗疾病更优的选择，可见古人早就知晓了"未病先防"的道理。由于糖尿病的患病过程十分痛苦，治疗也十分困难，并且难以完全治愈，所以提前预防糖尿病的发生是十分有必要的。懂得防病于未然的才是真正的智者。

了解自己是否属于糖尿病高危人群就是预防糖尿病的第一步。

那么，哪些人会格外容易被糖尿病"盯上"呢？糖尿病的高危人群一般有哪些特征？我们如何根据身体状况来自我评估？

对于年龄大于 18 岁的成年人而言，糖尿病最偏爱以下这 8 类人。

1. 40 岁及以上人群

随着年龄的增长，糖尿病的发病率也会上升。40 岁及以上的人群即使目前血糖值正常，也属于糖尿病高危人群。

2.一级亲属中有2型糖尿病家族史者

如果你的父母、子女患有糖尿病，那么你要格外注意，因为糖尿病有遗传倾向。夫妻之间如果有一方得了糖尿病，另一方也要注意，因为长期生活在一起的人，有相似的饮食和生活习惯，也极易导致发生相同的疾病。

3.有糖尿病前期史

糖尿病前期是由正常糖耐量向糖尿病转化的过渡阶段。根据世界卫生组织的标准（1999年）：空腹血糖受损和糖耐量减低统称为糖调节受损，即糖尿病前期。（1）空腹血糖受损指空腹血糖（FPG）在6.1 mmol/L至7.0 mmol/L，并且糖耐量试验2小时血糖＜7.8 mmol/L；（2）糖耐量减低指空腹血糖＜7.0 mmol/L，且糖耐量试验2小时血糖在7.8 mmol/L至11.1 mmol/L之间。

糖尿病前期可分为单纯性空腹血糖受损、单纯性糖耐量减低、空腹血糖受损合并糖耐量减低3类。出现以上3种情况之一的人便属于糖尿病高危人群。

4.超重、肥胖或向心性肥胖者

虽然很多人都在追求以瘦为美，在减肥的道路上越走越远，但其实美没有标准，而是健康有标准。肥胖并不仅仅影响体形的美观。体形肥胖的人，尤其是肚子大、四肢纤细的肥胖人群，患2型糖尿病的可能性更大。

那么如何判断自己是否肥胖呢？可以通过计算体质指数来衡量肥胖程度，这也是国际最常用来度量体重和身高比例的工具。体质指数适合18~65岁的人群使用，儿童、发育中的青少年、孕妇、哺乳期女性、高于65岁的老人及肌肉发达者除外。体质指数的计算公式如下：

$$体质指数=体重（千克）\div 身高（米）^2$$

按照中国的体质指数参考标准，体质指数在18.5~23.9之间为正常，24.0~27.9之间为超重，28.0及以上即判定为肥胖。有研究数据显示，体质指数在23.0~23.9的女性，发展成2型糖尿病的概率比体质指数低于22.0的女性高360%。

如前所说，"苹果形"身材的人患糖尿病的风险更高。"苹果形"身材又被称作向心性肥胖，即脂肪多囤积在腰腹部，四肢相对纤细，而腰腹突出的浑圆。这类身材的人特别容易引起胰岛素抵抗相关的疾病，如糖尿病、高血压等。

除了计算体质指数，还有一种比较简易的判断是否为向心性肥胖的方法：测量腰围。2008年国际糖尿病联合会在代谢综合征的定义中，建议中国人采用男性腰围≥90厘米，女性腰围≥80厘米作为判断向心性肥胖的标准。另一个指标是计算腰臀比，即腰围和臀围的比值。世界卫生组织推荐以男性腰臀比≥0.90，女性腰臀比≥0.85作为判断向心性肥胖的标准。腰臀比是世界卫生组织最早推荐用于判断向心性肥胖的标准，但腰臀比相同的人腰围可能有很大差异，腰臀比并不能完全反映腰围和臀围的真实值，因此有学者认为腰臀比与肥胖相关疾病的关联程度并不优于腰围。

5. 高血压或血脂异常者

高血压具体是指收缩压≥140 mmHg和舒张压≥90 mmHg；血脂异常是指高密度脂蛋白（HDL-C）≤0.91 mmol/L和甘油三酯（TG）≥2.22 mmol/L。所以大家在体检时需要注意自己的这几项指标是否达到以上标准，若存在高血压或者血脂异常的情况，就要提高警惕了。

6. 有妊娠期糖尿病史的妇女

如果在孕期出现营养过剩、体重增加过多、出现过高血糖症状，或者已经被确诊为妊娠期糖尿病（Gestational Diabetes Mellitus, GDM），这样的女性在未来患2型糖尿病的风险较高。

7. 静坐生活方式者

在日常生活中，由于工作原因或者个人喜好，一天中有大量时间都是静坐状态的人更容易患 2 型糖尿病。尤其是饭后静坐很容易导致血糖飙升，此类人群应该每天保持一定的运动量，如坚持饭后散步或者每日步行 1 万步等。

8. 精神压力大的人、长期接受抗精神病药物或抗抑郁药物治疗的患者

有研究表明一些典型和非典型的抗精神病药物会增加患糖尿病的风险，这些药物通过影响代谢、增加患者食欲、降低机体对胰岛素敏感性等途径使患者更易患糖尿病。

全球汇总数据显示，在 2 型糖尿病患者中，有 28% 的患者同时患有抑郁症，2 型糖尿病患者的抑郁症患病率是非糖尿病患者的 2 倍。

在上述人群中，糖尿病前期人群及向心性肥胖人群是 2 型糖尿病最重要的高危人群，属于"重点关注对象"。

可以根据自己的身体状况与上述特征做比对，如果符合其中的一项或几项，请开始留意自己的身体状况。尽量保证规律健康的饮食，勤锻炼，保持良好的生活作息。一旦出现异常，要及时就诊，切不可讳疾忌医，做到早发现、早诊断、早治疗，有效预防 2 型糖尿病及其并发症。

>> 现代医学如何看待糖尿病

如前文所述，20 世纪以前人们对糖尿病的认知仅限于描述疾病特征，对疾病的病因及治疗都处在摸索阶段。直到 20 世纪现代医学兴起，胰岛素的发现和糖尿病的分型才真正地推动了糖尿病诊疗进入新的篇章。

现代医学认为，1 型糖尿病的发生机制是胰腺中分泌胰岛素的胰岛 β 细胞被破坏，导致胰岛素的缺乏，未能及时调节从而引起血糖明显升高，一旦发病，基本是不可逆的。而 2 型糖尿病是一种慢性代谢性疾病，可以理解为一种潜在的可逆代谢状态。2 型糖尿病主要是胰岛素抵抗或者胰岛素作用障碍引起，而非如 1 型糖尿病的胰岛素缺乏所致。

人们在探究2型糖尿病的危险因素时发现，基因遗传、表观遗传和生活方式这3个因素在一定程度上决定2型糖尿病是否发病。基因遗传通常是指由于基因序列改变（如基因突变等）所引起的基因功能的变化，从而导致表型发生可遗传的改变。而表观遗传则是指在基因的DNA序列没有发生改变的情况下，基因功能发生了可遗传的变化，并最终导致了表型的变化。

基因遗传其实很好理解，有糖尿病家族史的家庭或检查出有相关基因缺陷的夫妻，后代患糖尿病的概率会更高。

关于表观遗传，是指环境因素对于基因表达的影响。在第二次世界大战时，纳粹德国占领荷兰期间，荷兰发生了饥荒，当地怀孕妇女的日常饮食摄入不能得到满足。大约30年后，研究人员观察了当时出生的孩子们的情况，发现在怀孕早期营养不良的女性的后代中，糖尿病、肥胖症、高血压的发病率很高。简单地说，表观遗传学反映的不是胎儿基因的变化，而是周围环境的变化会影响胎儿基因的表达。

虽然遗传易感性在一定程度上决定了个体对2型糖尿病的易感程度，但不健康的饮食和久坐不动的生活方式才是当前全球糖尿病流行的主要驱动因素。

在过去的30年中，糖尿病流行病学研究的进展不仅提高了我们对2型糖尿病发病的各种危险因素的认识，还让我们对糖尿病的并发症有了更多的了解。

糖尿病的并发症传统上分为大血管并发症和微血管并发症，例如心血管疾病就是典型的大血管并发症，而微血管并发症则包括影响肾脏、视网膜和神经系统的并发症。2型糖尿病的并发症非常常见，在一项覆盖亚洲、非洲、南美洲和欧洲28个国家的观察性研究中，有50%的2型糖尿病患者出现了微血管并发症，27%的患者出现了大血管并发症。与发达国家的糖尿病患者相比，大多数发展中国家的糖尿病患者患肾脏并发症和中风的风险特别高，但患冠心病的风险降低。

>> 糖尿病诊断标准的演变

随着人们对糖尿病认知的逐渐进步，糖尿病的诊断标准也随之变化。

在古代西方，医学技术尚不发达，除了观察身体症状，诊断糖尿病最典型的方法就是品尝患者的尿液是否带有甜味。但出现明显的症状时已不是早期病程，而且部分糖尿病患者会表现为无糖尿症状。

中医讲究"辨证论治"，包括辨证和论治两个部分。顾名思义，辨证是诊断疾病的过程，论治是治疗疾病的过程。不难理解，要想更加有效地治疗疾病，准确的诊断是非常重要的前提。那么，现代医学的糖尿病诊断标准是如何建立并发展的？如今全球公认的糖尿病诊断标准又是什么？

早期研究发现，导致糖尿病损害的基础是血糖水平升高，此后的几十年人们都在使用血糖水平作为诊断糖尿病的标准。1913年，口服葡萄糖耐量试验（oral glucose tolerance test, OGTT）开始应用于临床，这对早期诊断糖尿病有很大帮助，但当时还没有一个统一且可靠的糖尿病诊断标准。

世界卫生组织最早于1965年公布了糖尿病诊断标准，在首次颁布的糖尿病报告中提出依据临床特点加以分类，但未提及诊断的血糖水平临界值。1979年，美国国家糖尿病数据组根据这些结果，结合各国专家讨论意见，提出了糖尿病的诊断标准。1980年，世界卫生组织糖尿病专家委员会对该标准做了调整。1985年，世界卫生组织又对该标准做了补充修订。至此，多年来糖尿病诊断标准混乱的局面终于结束了。

我国也曾于1979年在甘肃兰州举行的全国糖尿病研究专题会议上提出了中国的糖尿病诊断标准；1980年，由国际权威机构对其加以修订并开始实行。但在1985年世界卫生组织发布糖尿病诊断标准后，我国同世界各国一样均使用世界卫生组织的糖尿病诊断标准。

世界卫生组织公布的糖尿病诊断标准对全球开展糖尿病的研究和糖尿病并发症的防治起到了非常重要的作用。但是，自20世纪90年代起，许多大规模的临床研究发现这套标准里存在一些诊断临界值的相关性较差。

餐后2小时血糖（2hPG）和空腹血糖都是临床血糖检查的项目。国外的一些大型流行病学调查发现：与餐后2小时血糖≥11.1 mmol/L相关性最好的空腹血糖为6.7~7.2 mmol/L，这就表明1985年世界卫生组织发布的标准空腹血糖≥7.8 mmol/L的敏感性太低，已不能适应疾病的发展和防治并发症的需要。

于是，美国糖尿病协会收集了大量自1979年以来的重要糖尿病科学文献并开展了广泛的意见交换，最后于1997年7月对糖尿病的诊断标准和分型做了修正。提出将糖尿病诊断标准中空腹血糖的诊断切点从≥7.8 mmol/L下调到≥7.0 mmol/L，而且不建议再做口服葡萄糖耐量试验。

1999年，世界卫生组织与国际糖尿病联合会专家委员会正式承认这一新的诊断标准，但仍推荐检测葡萄糖耐量试验餐后2小时血糖（OGTT2hPG）。中华医学会糖尿病学分会认为世界卫生组织提出的新标准完全适合我国国情，于1999年10月通过决议，采用1999年世界卫生组织诊断标准和分型，并于当年开始实施。直到现在，全球也多采用1999年世界卫生组织颁布的诊断标准。

1999年世界卫生组织的糖尿病诊断新标准如下：有糖尿病症状（多食、多尿、多饮、体重减少）且符合以下三条之一，则为糖尿病患者：

- 一天中任意时间血糖≥11.1 mmol/L
- 空腹血糖≥7.0 mmol/L
- 葡萄糖耐量试验餐后2小时血糖≥11.1 mmol/L

值得注意的是，以上血糖均为静脉血浆葡萄糖浓度。该标准还附有额外说明：第一，无症状者诊断为糖尿病应有2次血糖测定结果达到以上标准；第二，在急性感染、外伤或其他应激情况下，即使测出明显高血糖但不能立即诊断为糖尿病，需在应激情况结束后重新检测；第三，理想情况下，均应安排口服葡萄糖耐量试验，如果因某种原因不适于口服葡萄糖耐量试验或儿童糖尿病症状重、血糖高、尿糖阳性、尿酮体阳性，可不进行口服葡萄糖耐量试验。

尽管以上三条指标能够在一定程度上区分糖尿病患者和非糖尿病患者，但这只能反映患者短期的血糖情况。在一些特殊情况下，例如某些患者在检测前没有按照要求空腹，或者在检测前注射胰岛素及服用降糖药物等，这三项指标的检测结果与患者的实际情况就可能出现偏差。

那有没有一个不受这些因素干扰的指标呢？有。糖化血红蛋白是红细胞中的血红蛋白与血清中的糖类通过非酶反应相结合的产物。这一反应具有持续、缓慢、不可逆的特点，因此糖化血红蛋白的含量是由过去的血糖浓度而非即时的血糖浓度决定的，与检测前是否空腹、是否注射胰岛素、是否服用降糖药物等因素无关。糖化血红蛋白是反映既往2~3个月平均血糖水平的指标，用于评估长期血糖控制状况，是决定是否需要调整治疗方案的重要临床依据。而长期以来不推荐采用糖化血红蛋白诊断糖尿病的主要原因，是糖化血红蛋白的检测不够标准化。

2009年，美国糖尿病协会、欧洲糖尿病研究协会（European Association for the Study of Diabetes, EASD）及国际糖尿病联合会组成了国际专家委员会，在综合了某些地区的调查的基础上，发布了一份应用糖化血红蛋白诊断糖尿病的报告。该报告指出：采用糖化血红蛋白≥6.5%可以识别存在进展型视网膜病变风险的患者，并据此诊断糖尿病，具有足够的诊断灵敏度和特异度。因此，2010年美国糖尿病协会发布的糖尿病诊疗指南中，在糖尿病的原有诊断标准基础上又增加了一条"糖化血红蛋白≥6.5%"。2011年，世界卫生组织也推荐将糖化血红蛋白≥6.5%作为诊断糖尿病的切点。

国内外2型糖尿病的研究取得重大进展，并获得了更多关于糖尿病及其慢性并发症预防、诊断、监测及治疗的循证医学新证据。2020年，中华医学会糖尿病学分会发布了《中国2型糖尿病防治指南（2020年版）》，在糖尿病诊断标准中添加糖化血红蛋白作为诊断标准之一。这份最新指南提到，我国从2010年开始"中国糖化血红蛋白教育计划"，随后国家食品药品监督管理总局也发布了糖化血红蛋白分析仪的行业标准，国家卫生健康委员会临床检验中心发布了《糖化血红蛋白实验室检测指南》，并实行了国家临床检验中心组织的室间质量评价计划，我国的糖化血红蛋白检测标准化程度逐步提高。

不过，我国的一些研究结果显示，在中国成年人中，糖化血红蛋白诊断糖尿病的最佳切点为6.2%~6.5%。为了与世界卫生组织诊断标准接轨，推荐在采用标准化检测方法且有严格质量控制的医疗机构，可以将糖化血红蛋白≥6.5%作为糖尿病的补充诊断标准。

除了前文提到的1995年的糖尿病诊断标准中包含的典型糖尿病症状、随机血糖和葡萄糖耐量试验餐后2小时血糖，我国现行糖尿病诊断指标还添加了空腹状态（指至少8小时没有进食热量）、糖化血红蛋白这两个指标，删除了空腹血糖这一指标。诊断原则为：典型糖尿病症状加上其他任意一项指标符合即可诊断为糖尿病。具体诊断标准后续章节会有详细介绍。

从公元前1500年到18世纪，从糖尿病的辨识到命名，从胰岛素的发现到人工合成，从糖尿病的分类到诊断标准的制订，人类认知糖尿病的过程，也是科学和医学发展进步的过程。尽管医学技术已经十分发达，大多数疾病都可以得到有效治疗，但糖尿病的治疗仍有许多等待攻克的难题。

糖尿病的分型与治疗

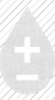

世界卫生组织和国际糖尿病联合会于1999年提出的糖尿病分型标准，根据病因学证据将糖尿病分为四种类型，包括：1型糖尿病、2型糖尿病、妊娠期糖尿病和特殊类型糖尿病。

>> 年轻的糖尿病——1型糖尿病

1型糖尿病通常发生于30岁以下、非肥胖体形者，其主要症状为典型的"三多一少"（见第55~56页），此外还有疲乏、视力减弱等症状。患者常常因为血糖控制较差，以酮症酸中毒起病，表现为呼吸中有烂苹果味，恶心、呕吐，甚至血压下降和昏迷等。

1型糖尿病的发生机制之一是胰腺中分泌胰岛素的胰岛β细胞被破坏，导致胰岛素绝对缺乏，从而出现血糖明显升高。胰岛β细胞又被称为"葡萄糖恒温器"，它可以感知血液中葡萄糖的浓度并释放胰岛素，在一个相对有限的范围内维持生理葡萄糖水平。一旦这些细胞被破坏，血糖就会失去控制，可能会导致急性情况（例如酮症酸中毒和严重低血糖）和继发性并发症（包括心脏病、失明和肾衰竭）。这时，由于患者的胰腺已经失去了大部分分泌胰岛素的功能，使用胰岛素促泌剂也无法增加胰岛素的分泌，因此需要补充外源性的胰岛素来降低血糖。胰岛β细胞破坏所致的胰岛素依赖治疗是判断1型糖尿病的"金标准"。

目前，没有任何一个单一的临床特征可以在诊断时完美地区分1型糖尿病和其他类型糖尿病。其分类取决于对1型糖尿病与其他类型糖尿病的其他危险因素的评价，以及将临床特征（例如诊断年龄和体质指数）与生物标志物（如胰腺自身抗体）结合的综合分析。

1984年，美国科罗拉多大学的乔治·艾森巴特（George Eisenbarth）教授提出了1型糖尿病发病机制的概念模型。该模型根据不同的年龄绘制胰岛β细胞数量图，最开始是患者有1型糖尿病的易感遗传风险，然后是环境因子诱发了胰岛特异性自身免疫，接着胰岛β细胞缺失，表现出血糖异常，符合临床糖尿病特征，并快速进展到胰岛β细胞功能完全丢失。尽管这个模型很有用，但随着关于1型糖尿病的研究日益进展，人们发现它的发病机制明显更加复杂。

在大多数人的认知中，糖尿病应该多发生在体形较胖、年龄较大的人身上，但为什么1型糖尿病恰好相反呢？因为1型糖尿病是由遗传因素和环境因素共同作用起病，绝大多数是自身免疫性疾病。也就是说，受到遗传或环境因素（如病毒感染）的影响，我们身体的免疫机制会攻击胰岛素分泌系统。因此，1型糖尿病可以早早地出现在青少年和非肥胖人群中。目前已有大量关于1型糖尿病病因的相关研究，然而其病因和发生机制仍未完全明了。

遗传因素在1型糖尿病的发病中起重要作用。1型糖尿病是一种遗传性多基因疾病，涉及50多个基因，包括HLA基因和非HLA基因。父母患有糖尿病的儿童患病风险为1%~9%，并且这种疾病在男性中更常见。将HLA基因和非HLA基因结合到遗传风险评分中，可以更好地预测发生1型糖尿病的风险，并区分1型糖尿病和2型糖尿病。

还有观点认为，尽管存在易感基因，但也有可能不发病。那会不会是受到环境因素的刺激才导致1型糖尿病发病的？其实不然。尽管已有大量研究，但还没有发现任何环境因素可以直接导致1型糖尿病的发生。

也有研究显示，几种病毒感染与1型糖尿病有关，尤其是肠道病毒。因此有学者推测，一些1型糖尿病患者因为患有非典型的慢性β细胞病毒感染，从而导致慢性炎症和1型糖尿病的发生。为此，学术界已经开始研究1型糖尿病的抗病毒治疗，并开发针对肠道病毒的1型糖尿病疫苗。

1型糖尿病的临床症状表现为典型的"三多一少"，即多食、多尿、多饮和体重减少。

多食指吃得多。正常人摄食后血糖升高，动静脉血糖浓度差增大，摄食中枢受到抑制，饱腹中枢兴奋，不再有摄食的欲望。而当患有糖尿病时，我们的组织摄取、利用葡萄糖的能力下降，虽然血糖处于高水平，但动静脉血糖浓度差很小，从而刺激摄食中枢，使患者不断地想要摄入食物，饥饿感无法得到缓解。

多尿指尿量增多。当血糖浓度高于肾脏再吸收葡萄糖的能力时，会大量渗入尿液中，造成频繁、过度的排尿。患者每昼夜尿量能达3 000~5 000毫升，最高可达10 000毫升以上。患者排尿的次数也会增多，有可能一两个小时就小便一次，情况严重者甚至每天小便30多次。值得注意的是，多尿和尿频是两回事。多尿是指尿量很大；尿频是指尿的次数多，但尿量少。

多饮指饮水多。多尿与多饮存在因果关系，多尿是多饮的原因。糖尿病患者不是由于喝得太多而尿得太多，而是由于尿量增多，体内水分大量流失，刺激下丘脑中的渗透压感受器，产生口渴的感觉，而不得不饮水。排尿量越多，饮水量也越多。而饮水量、饮水次数的增多也会导致排尿量增多，形成恶性循环。

体重减少是指不明原因的体重快速下降。患者会在短期内突然出现体重明显下降的症状。有些人会用"消瘦"来描述这一情况，其实不够精确。有可能患者本身比较胖，出现体重突然下降的情况，虽然尚未达到消瘦的程度，但往往已经得了糖尿病。

体重下降的幅度与患者的血糖情况、年龄及活动强度等因素有直接关系，所以具体下降多少，因人而异，目前尚不能给出详细具体的参考数据。大致来说，如果有的患者在发病初期血糖就比较高，例如空腹血糖10 mmol/L，餐后血糖15 mmol/L以上，这种情况下短期内体重能下降5~10千克。也有部分患者初诊血糖不高，但随着病情发展血糖越来越高，这种情况下，患者体重有可能在三四年内下降10~20千克。

一般情况下，1型糖尿病患者在所有糖尿病患者中所占比例小于5%。

虽然发病率很低，但由于我国人口基数大，1型糖尿病患者人数仍然不容小觑，1型糖尿病的病因和治疗也应该更加被重视。

也许有些人会疑惑，胰岛素不是早在1921年就被发现了吗？为什么1型糖尿病还不能治愈？其实，使用胰岛素最初确实被认为是治愈这种疾病的一种方法，但事实并非如此。由于1型糖尿病往往是急性发病，并且伴有一系列慢性并发症，血糖往往也是急速变化，非常不稳定。如果对患者简单地使用胰岛素加以治疗，会有很多风险，因此单纯依靠胰岛素并不能解决问题。

由于1型糖尿病患者胰岛β细胞的功能基本丧失，无法调控血糖，不注射胰岛素可能会出现血糖飙升，但注射胰岛素不当又可能出现严重低血糖等情况，因此精细的血糖控制是十分必要的。

目前已有持续监测皮肤间质葡萄糖的实用装置投入使用。这些设备使用多种方法在皮肤间质执行葡萄糖取样，包括放置皮下传感器或利用电流将葡萄糖通过离子导入皮肤表面。其中一种使用皮下传感器的设备，可以提供长达3天的血糖监测。但这种使用电流的设备没有警报，患者暂时无法实时了解血糖浓度，所有的数据必须在医生的电脑端查看。

最理想的情况是能够连续监测血糖，并有及时的高糖和低糖浓度警报，以便患者根据血糖值实时修改他们的胰岛素给药量。这对于仪器设备的设计及临床算法的开发都提出了很高的要求，而且设计出的仪器要方便患者在日常生活中随身携带。遗憾的是目前这类仪器还没有被完美地设计出来，相信将来能够出现性能足够优异的个人血糖实时监测传感器。

尽管很多医护人员对改善血糖监测及胰岛素治疗的前景十分有信心，但就算这些预想成为现实，这种治疗方法仍需要较高的治疗成本。患者和他们的家人显然更希望采用不需要注射胰岛素就能治愈1型糖尿病的方法，例如胰腺移植和最新的胰岛移植。

现代的胰腺移植始于1967年美国明尼苏达大学的报告。随后该领域不断扩大，甚至一度被奉为治疗1型糖尿病的一种重要方法，可持久控制血糖。但胰腺移植往往伴有并发症，包括急性排斥反应、植入物血栓形成、需要配合慢性免疫抑制、感染性并发症和相对较高的血液癌发病率。尽管随着科技的进步，伴随着更好的免疫抑制，胰腺移植的存活率得到了提高，急性排斥率也降低了，但另一个无法解决的问题是可供移植的器官稀缺。因为器官捐赠者数量有限，而且并非所有1型糖尿病患者都能匹配到适合移植的胰腺，很多患者都是在等待移植的过程中死去。

　　胰岛是由胰腺内部具有分泌胰岛素功能的细胞组成的团块，相较于移植整个胰腺，胰岛移植不失为一种更有吸引力的选择。

　　1972年，研究者首次在啮齿类动物中实施了胰岛移植，而不是整个胰腺移植；1977年，首次在人体中完成胰岛移植。随着科技的发展，胰岛分离和纯化技术也得到改进，促进了该领域的进展。加拿大阿尔伯塔大学詹姆斯·夏皮罗（James Shapiro）博士团队创立的胰岛分离及移植方法被称为埃德蒙顿方案（Edmonton protocol），该方法目前已广泛应用于1型糖尿病患者的胰岛移植，大多数患者实现了胰岛素独立性，给该领域带来了巨大希望。与胰腺移植相比，该手术创伤小，但对慢性免疫抑制的需求仍然存在。除此之外，由于种种原因，胰岛常常不能继续产生胰岛素，需要二次胰岛移植或恢复胰岛素治疗。

　　除了以上提到的治疗方法，还有许多新兴的治疗方法也在研究中，包括诱导干细胞分化成胰岛β细胞、利用多肽等物质促进胰岛β细胞的重生和增殖、人工内分泌胰腺的研发和"智能"胰岛素的开发等。有许多研究领域取得了令人兴奋的进展，并且仍在不断发展。这些科学研究有很大可能会取得成功，但它们的实现时间确实很难预测。

>> 可控的糖尿病——2型糖尿病

　　2型糖尿病是遗传和环境共同作用引起的一种以糖代谢紊乱为主要表现的慢性疾病，也是所有类型糖尿病中最常见的——2型糖尿病患者占所有糖尿病患者的90%以上。2型糖尿病主要是胰岛素抵抗或者功能障碍引起，而非如1型糖尿病由胰岛素绝对缺乏所致；其特点是胰岛β细胞功能障碍和靶器官胰岛素抵抗所致的相对胰岛素缺乏，同时伴随多种并发症。

胰岛素抵抗是指正常生理浓度的胰岛素无法有效降低血糖的现象。在这种情况下，身体通过增加胰岛素分泌以维持正常的血糖值，会处于高胰岛素浓度状态。然而这种作用是有极限的，当抵抗持续发生，而胰岛素分泌已经无法应对时，血糖就会持续升高，2型糖尿病就发生了。

所以，比较休内胰岛素浓度，1型糖尿病和2型糖尿病有着极大的不同，前者以非常低的胰岛素浓度为特征，后者则以非常高的胰岛素浓度为特征，但二者的症状和药物治疗方式却是相同的。

2型糖尿病的主要症状与前述的1型糖尿病症状相似，但大多数发病隐匿且缓慢，"三多一少"的症状往往不明显或者不典型，甚至完全无症状，可能在发病多年后才有明显的症状，需要通过体检或者血糖相关检查才会被发现。因此，很多人可能已经患上2型糖尿病，往往因为症状不明显造成漏诊，错失最佳治疗时间，使病症不断恶化，引发诸多并发症。破坏性并发症大多是由于动脉粥样硬化加速而导致的大血管和微血管疾病。2型糖尿病患者的心血管病发病率是非糖尿病患者的2~4倍，给患者和照顾者带来很大的心理和生理痛苦，并给医疗系统带来巨大负担。

值得庆幸的是，与1型糖尿病相比，2型糖尿病的病因相对明确，可以通过调整生活方式、改善饮食习惯、药物治疗或三管齐下，从而逆转或延缓2型糖尿病的发展。

尽管2型糖尿病被认为是胰岛素抵抗所致的疾病，但实际上包含了两个不同阶段的生理问题。

首先，胰岛素抵抗是由脂肪在肝脏和肌肉的过度沉积引起的，即超重和肥胖容易导致胰岛素抵抗。食物中的宏量营养素通过肠道吸收后，大部分会进入肝脏，过量的碳水化合物和蛋白质会以糖原的形式储存于肝脏中；一旦肝脏空间不足，就会发生脂肪原位合成，从而将糖原转化为脂肪，之后再从肝脏输出到身体的其他部位，包括腹部及其他内脏器官。当肝脏的脂肪输出量少于脂肪原位合成和肠道吸收输入量时，脂肪就会沉积在肝脏，导致脂肪肝，之后就会发生胰岛素抵抗。

通常在2型糖尿病确诊前5年或者更长时间就会出现胰岛素抵抗，但这段时期血糖会保持相对正常。胰岛素的靶器官一旦产生了胰岛素抵抗，就很难与胰岛β细胞分泌出来的胰岛素有效结合，从而无法充分发挥胰岛素的降血糖作用。机体为了防止血糖过高，就会补偿性地使胰岛β细胞分泌更多的胰岛素，来维持血糖的正常水平。不难想象，这种状况是无法长时间维持的，特别是在不控制饮食的情况下，血糖可能会经常升高，这就需要胰岛β细胞持续分泌大量的胰岛素，直到胰岛β细胞无法负担这种超负荷的工作，就会产生第二个阶段的问题——胰岛β细胞功能障碍。

当胰岛β细胞生成胰岛素的能力无法代偿胰岛素抵抗时，血糖就会升高。在不加以饮食干预的情况下，这种机体为了调节血糖而产生的高胰岛素血症补偿机制，通常会在2型糖尿病症状完全显现的前一两年失去作用。胰岛素的分泌量也会逐渐下降，通常称为"胰岛β细胞功能障碍"或者"胰腺倦怠"。

目前普遍认为，胰岛β细胞功能障碍是由于胰岛β细胞长时间高强度工作，所以老化受损。就像一台机器的发动机长期处于运作状态，既不休息也不检修，必然是会损坏的。但也有许多研究人员指出，高血糖也会摧毁胰岛β细胞，高血糖和胰岛β细胞功能障碍之间很有可能是恶性循环关系。

但这种机制无法解释为何2型糖尿病开始在许多儿童和青少年中流行。要知道，目前2型糖尿病有低龄化的趋势，已经有3岁以下的儿童确诊2型糖尿病的案例。如果说3岁儿童的胰腺也是因为长时间工作而出现倦怠，似乎有点难以让人信服。这种情况下，胰岛β细胞功能障碍的原因究竟为何呢？

前面提到肝脏会将多余的脂肪输送到身体的其他部位，胰腺也会因此产生严重的脂肪沉积。研究显示，肥胖体形人群的胰脏脂肪含量几乎是纤瘦体形人群的 2 倍，几乎所有脂肪胰的患者也会有脂肪肝。最重要的是，2 型糖尿病患者比非糖尿病患者有更高的胰脏和肝脏脂肪含量，胰脏脂肪越多，分泌的胰岛素就越少。所以，在部分 2 型糖尿病患者的体内，胰腺并不是工作倦怠，只是被脂肪"堵塞"了。

从以上关于 2 型糖尿病发病机制的描述中不难看出，2 型糖尿病是有机会得到缓解和逆转的。事实也是如此，只要在合适的时机加以治疗，2 型糖尿病完全可以得到有效控制。

2 型糖尿病患者常伴随着多种代谢性疾病，如高血压、血脂异常、肥胖症等，使并发症的发生风险、进展速度及危害显著增加。因此，科学、合理的治疗策略应该是综合性的，应以改善生活方式为基础控制血糖、血压、血脂和体重，并根据患者的具体情况给予合理的药物治疗（表 4-1）。

随着 2 型糖尿病病程的进展，血糖有逐渐升高的趋势，控制高血糖的治疗强度也应随之加强。控制高血糖的策略是综合性的，包括生活方式管理、血糖监测、糖尿病教育和服用降糖药物等措施。医学营养治疗和运动治疗是生活方式管理的核心，是控制高血糖的基础治疗措施，应贯穿于糖尿病管理的始终。

在过去很长一段时间里，2 型糖尿病一直被认为是不可逆转的进行性疾病，治疗糖尿病需要越来越多的口服降糖药，最终还是需要依靠胰岛素。但现在可以肯定的是，只要能控制碳水化合物的摄入，让脂肪代谢恢复正常，疾病的进程便可以停止。

2 型糖尿病可以理解为一种潜在的可逆的代谢状态，提示 2 型糖尿病可逆的第一个暗示来自减肥手术。2020 年 8 月，伦敦国王学院生命科学学院减肥和代谢手术室主任弗朗西斯科·鲁比诺（Francesco Rubino）教授发表在《新英格兰医学杂志》(*The New England Journal of Medicine*, NEJM）上的一项研究表明：代谢手术治疗 2 型糖尿病重症比传统的药物更为有效。在这项开放的单中心随机对照临床试验及其后长达 10 年的随访研究中，超过三分之一接受胃旁路术或胆胰转流术的患者不仅没有患糖尿

表4-1　我国2型糖尿病的综合控制目标

检测指标	目标值
毛细血管血糖（mmol/L）	
空腹	4.4~7.0
非空腹	＜10.0
糖化血红蛋白（%）	＜7.0
血压（收缩压/舒张压，mmHg*）	＜130/80
总胆固醇（mmol/L）	＜4.5
高密度脂蛋白胆固醇（mmol/L）	
男性	＞1.0
女性	＞1.3
甘油三酯（mmol/L）	＜1.7
低密度脂蛋白胆固醇（mmol/L）	
未合并动脉粥样硬化性心血管疾病	＜2.6
合并动脉粥样硬化性心血管疾病	＜1.8
体质指数	＜24.0

注：*1mmHg=0.133kPa。

病，手术后的体重减轻还改善了严重肥胖糖尿病患者的代谢，如全天血糖水平降低，肝脏、肌肉和脂肪组织中的胰岛素更敏感。因此，代谢外科手术基本上可以"治愈"2型糖尿病。

"胃束带"手术是用于治疗肥胖症的优选疗法之一，也是美国和欧洲国家使用率最高的疗法。一项瑞典的研究比较了胃束带手术治疗和强化药物治疗对2型糖尿病的有效性，结果显示：手术治疗组的平均空腹血糖降至正常水平；强化药物治疗组采用口服药物和胰岛素，但降低空腹血糖的效果并不明显。由此可见，糖尿病缓解的程度与肥胖减轻的程度有关，2型糖尿病可以通过减少脂肪量的外科手术来逆转。

然而，由于2型糖尿病患者的血糖在减肥手术后的几天内就恢复正常，之后体重便大幅下降，这就使得人们普遍认为，会不会是通过手术刺激胰岛素分泌带来了特定的变化？其实这一推理忽略了减肥手术后的主要变化：能量摄入量急剧下降。通常，那些接受减肥手术的人都严重超重或肥胖，每天甚至需要摄入3 000千卡或更多的能量来维持体重，而在手术后，这一摄入量急剧下降。我们需要知道，在低能量情况下，脂肪首先从肝脏被动员，而不是从内脏或皮下脂肪储存中被动员。空腹血糖得到改善是因为肝脏脂肪含量大幅下降，使得肝脏胰岛素敏感性正常化。

但逆转2型糖尿病所需的体重减轻程度比传统的身体塑形减肥要大得多，肥胖者一般都要减重10千克以上，因此需要在具有专业知识的医护人员或者营养师的指导下，才能健康减重。关于如何通过合理运动、营养饮食及药物干预来综合治疗2型糖尿病，我们会在后面的章节中更加详细地描述。

>> 幸福的烦恼——妊娠期糖尿病

妊娠期糖尿病是指妊娠期间首次发生或发现不同程度的糖耐量异常，该定义并不排除可能先于怀孕出现的葡萄糖耐量异常。妊娠期糖尿病是一种发生在妊娠期的暂时性疾病，指妊娠期间发生的糖代谢异常，即妊娠期女性的血糖值高于正常值但仍低于糖尿病诊断值的情况，占妊娠期高血糖的83.6%。患有妊娠期糖尿病的女性在怀孕和分娩期间发生某些并发症的风险增加，她们的胎儿也是如此。

据估计，2017年，全球每7名活产婴儿中就有一名受妊娠期糖尿病的影响，全球有300万活产婴儿在孕期受到糖尿病影响。妊娠期糖尿病患病率上升的主要驱动因素包括肥胖流行、缺乏体力活动和母亲年龄的上升。

虽然现在妊娠期糖尿病是常见的妊娠并发症之一，但在筛查时机、诊断阈值、最佳管理方案和产后随访方面仍存在相当大的争议，国际上并没有统一的标准。

妊娠期糖尿病的诊断是通过产前筛查，而不是报告症状。根据《中国2型糖尿病防治指南（2020年版）》，我国的诊断标准为：孕期任何时间进行75克口服葡萄糖耐量试验，5.1 mmol/L ≤空腹血糖＜7.0 mmol/L，口服葡萄糖耐量试验1小时血糖≥10.0 mmol/L，8.5 mmol/L ≤口服葡萄糖耐量试验2小时血糖＜11.1 mmol/L。当血糖符合上述任一点即可诊断为妊娠期糖尿病。由于空腹血糖随孕期进展逐渐下降，孕早期单纯空腹血糖＞5.1 mmol/L不能诊断为妊娠期糖尿病，需要随访。

目前有关妊娠期糖尿病的发病机制尚不完全清楚。有研究提示，妊娠期糖尿病的病理生理过程与2型糖尿病相似，也存在胰岛素抵抗和胰岛β细胞功能障碍，其中胰岛素抵抗是其主要的发病机制。在许多情况下，这些缺陷很可能在受孕前就存在，特别是在糖尿病前期患者和肥胖率较高的人群中。然而，这些缺陷几乎没有症状，通常只有在妊娠期间通过广泛的血糖水平测试才能被发现。

妊娠期的代谢变化会给胰岛β细胞带来额外的压力。对健康偏瘦女性的研究表明，与怀孕前相比，妊娠晚期胰岛素敏感性降低了56%，基础内源性葡萄糖产量增加了30%。在正常妊娠期间，葡萄糖调节发生了一些变化，以促进对发育中的胎儿的营养供应。有证据表明，一些怀孕前血糖正常，但妊娠晚期发展为妊娠期糖尿病的女性，怀孕前外周胰岛素敏感性降低。这些女性在妊娠早期适应性地维持正常血糖，因为胰岛β细胞有能力增加胰岛素分泌。然而，到了妊娠晚期，随着胰岛素抵抗的增加，胰岛β细胞可能受损，胰岛素反应就不充分了，从而导致不同程度的高血糖。

有妊娠期糖尿病史的女性在分娩后数年内发生2型糖尿病的风险增加，这既与先前存在（通常未诊断）的代谢异常有关，也与怀孕后进行性的胰岛β细胞功能障碍有关，而这些都与妊娠期女性的体重持续增加和胰岛素抵抗增加等因素有关。

此外，流行病学研究已经确定了一些可能增加妊娠期糖尿病患病率的风险因素。研究显示，怀孕前超重或肥胖是最重要的妊娠期糖尿病风险因素，自己及父母吸烟、高龄、有妊娠期糖尿病史和2型糖尿病家族史的孕妇患妊娠期糖尿病的风险较高。从地域上看，东南亚女性有较高的妊娠期糖尿病患病风险。

妊娠期糖尿病治疗的主要目标是逆转高血糖、预防胎儿过度生长和妊娠并发症、降低相关不良妊娠结局的风险。尽管脂质和氨基酸等营养素也会影响胎儿生长，但葡萄糖仍是促进胎儿生长的主要营养素。有观点认为，孕妇血糖升高与胎儿过度生长及妊娠期糖尿病的许多妊娠并发症直接相关。

数据显示，全球20岁以上孕妇高血糖率达到15.8%，每年有超过2000万孕妇罹患此症。我国各地区患病率有差异，平均患病率为17.5%，也就是说，大概5位孕妇里就会有1位高血糖患者。因此，从逻辑上讲，控制孕妇的高血糖自然是妊娠期糖尿病治疗的首要目标。这一目标通常是通过改变饮食来实现的，只有少数女性需要增加体力活动和药物治疗以尽量减少餐后血糖升高。

改变饮食是治疗的基石，应该在确诊后立即开始。《中国2型糖尿病防治指南（2020年版）》建议妊娠期间的饮食原则为既能保证孕妇和胎儿营养需要，又能将血糖控制在正常范围，而且不发生饥饿性酮症。尽可能选择血糖指数（glycemic index, GI）不高的食物，实行少量多餐制，每日从3餐增加到5~6餐，同时将主食的1/3至1/2分配到加餐中，这样有助于餐后血糖的控制。随妊娠周数调整每日能量摄入，孕中晚期每日需增加200~300千卡的能量。

此外，还鼓励女性在孕期适当运动，包括有氧运动及抗阻运动，每次运动时间少于45分钟。推荐日常体育活动，如散步、骑自行车和游泳。饮食加体力活动双管齐下，足以控制70%~85%患有妊娠期糖尿病女性的血糖状况。除了更有利于胎儿生长，孕期适当运动也能有效减少母亲产后抑郁的发生。同时，鼓励患有妊娠期糖尿病的女性主动监测自己的血糖水平。血糖控制稳定或不需要胰岛素治疗的妊娠期糖尿病女性，每周至少测定1次全天"4点血糖"（即空腹和三餐后2小时），其他患者酌情增加测定次数。

孕前肥胖及孕期体重增加过多均是妊娠期糖尿病的高危因素，所以需要在孕早期制订孕期增重计划，结合基础体质指数，了解孕期允许增加的体重（表4-2）。孕期还要做到规律产检，监测体重变化，保持合理的体重增长。

当生活方式干预1~2周后血糖仍然升高时，孕妇应该继续每日检测血糖，并开始使用药物，如胰岛素和二甲双胍。

胰岛素一直是比较传统的主要治疗方法，除了降血糖效果显著，对胎儿也有效且安全，因为它不会穿过胎盘。可应用于孕期的胰岛素类型包括所有的人胰岛素（短效、中效及预混人胰岛素）、胰岛素类似物（门冬胰岛素、赖脯胰岛素及地特胰岛素）。妊娠期胰岛素的应用也是有要求的，对于空腹及餐后血糖均升高的情况，推荐三餐前用短效或速效人胰岛素联合中效人胰岛素治疗。由孕期胎盘引起的胰岛素抵抗导致餐后血糖升高的患者，预混人胰岛素应用存在局限性，不作为常规推荐。

表4-2　根据孕前体重制订孕期增重计划

孕前体质指数	孕期体重增加总量（kg）	孕中晚期体重增加平均速率[kg/周，均值（范围）]
低体重（＜18.50）	12.50~18.00	0.51（0.44~0.58）
正常体重（18.50~24.90）	11.50~16.00	0.42（0.35~0.50）
超重（25.00~29.90）	7.00~11.50	0.28（0.23~0.33）
肥胖（＞30.00）	5.00~9.00	0.22（0.17~0.27）

胰岛素治疗经常需要调整胰岛素剂量，因此，口服降糖药物，例如二甲双胍，也不失为更好的选择。《中国2型糖尿病防治指南（2020年版）》提到，除二甲双胍，其他口服降糖药均不推荐应用于孕期。多项二甲双胍与胰岛素在妊娠期应用的研究提示，使用二甲双胍在控制餐后血糖、减少孕妇体重增加及新生儿严重低血糖的发生方面都有益处，孕早期二甲双胍暴露并不增加任何先天畸形的风险。由于我国尚无二甲双胍孕期应用的适应证，需在知情同意的情况下应用，不推荐妊娠期单用二甲双胍，需与胰岛素联合应用。

>>鲜为人知的糖尿病——特殊类型糖尿病

特殊类型糖尿病是在不同水平上病因相对明确的一类高血糖状态，包括如下几类。

第一类是胰岛β细胞功能的基因缺陷。其中分为线粒体基因突变糖尿病、青少年的成年人起病型糖尿病（maturity onset diabetes of the young, MODY）。线粒体基因突变糖尿病是最为多见的单基因糖尿病，占我国成年人糖尿病的0.6%，常见的临床表现为母系遗传、糖尿病和耳聋。青少年的成年人起病型糖尿病是一种以常染色体显性遗传方式在家系内传递的早发但临床表现类似2型糖尿病的疾病。目前国际上已发现了14种青少年的成年人起病型糖尿病，我国常见的青少年的成年人起病型糖尿病类型及临床特征见表4-3。

第二类是胰岛素作用的基因缺陷。包括胰岛素受体基因突变（A型胰岛素抵抗、矮妖精貌综合征、Rabson-Mendenhall综合征），PPARG基因突变或LMNA基因突变（家族性部分脂肪营养不良），AGPAT2基因突变或BSCL2基因突变（先天性全身脂肪营养不良）。

第三类是胰源性糖尿病。包括纤维钙化性胰腺病、胰腺炎、创伤或胰腺切除术、胰腺肿瘤、囊性纤维化、血色病等。

表4-3 我国常见的青少年的成年人起病型糖尿病类型及临床特征

分型	蛋白质（基因）	临床特征
1	肝细胞核因子-4a（HNF4A）	青春期或成年早期进行性胰岛素分泌受损，高出生体重及新生儿暂时性低血糖，对磺脲类药物敏感
2	葡萄糖激酶（GCK）	病情稳定，非进行性空腹血糖升高；通常无须药物治疗；微血管并发症罕见：葡萄糖耐量试验2小时血糖较空腹血糖轻度升高（＜3 mmol/L）
3	肝细胞核因子-1α（HNF1A）	青春期或成年早期进行性胰岛素分泌受损，肾糖阈下降，口服葡萄糖耐量试验2小时血糖较空腹血糖显著升高（＞5 mmol/L），对磺脲类药物敏感
5	肝细胞核因子-1β（HNF1B）	血糖升高伴肾发育性疾病（肾囊肿），泌尿生殖道畸形，胰腺萎缩，高尿酸血症，痛风
10	胰岛素（INS）	胰岛素分泌缺陷，通常需要胰岛素治疗
13	钾离子通道Kir6.2（KCNJ11）	胰岛素分泌缺陷，对磺脲类药物敏感

第四类是内分泌疾病。包括库欣综合征、肢端肥大症、嗜铬细胞瘤、胰高血糖素瘤、甲状腺功能亢进症、生长抑素瘤、原发性醛固酮增多症等。

第五类是药物或化学品所致糖尿病。包括糖皮质激素、某些抗肿瘤药、免疫检查点抑制剂、α-干扰素等。

第六类是感染所致糖尿病。包括先天性风疹，巨细胞病毒、腺病毒、流行性腮腺炎病毒感染等。

第七类是不常见的免疫介导性糖尿病。包括僵人综合征、胰岛素自身免疫综合征、抗胰岛素受体抗体等。

最后是其他与糖尿病相关的遗传综合征。包括唐氏综合征、弗里德赖希共济失调、亨廷顿病、克兰费尔特综合征、劳伦斯-穆恩-比德尔综合征、强直性肌营养不良、卟啉病、普拉德-威利综合征、特纳综合征等。

与常见的 1 型糖尿病和 2 型糖尿病不同的是，特殊类型糖尿病是病因学相对明确的糖尿病。随着对糖尿病发病机制研究的深入，特殊类型糖尿病的种类也会逐渐增加。

本章主要简单介绍了糖尿病的分型及各种类型糖尿病的发病机制、特点与常见的治疗方法，有关 2 型糖尿病的危害与糖尿病的营养治疗等更详细的内容会在之后的章节里详述。

细说 2 型糖尿病的危害

糖尿病是以慢性高血糖为特征的代谢性疾病，由胰岛素分泌和（或）利用缺陷引起。其中，2型糖尿病前期是以胰岛素抵抗为主，伴有胰岛素进行性分泌不足；后期是以胰岛素进行性分泌不足为主，伴有胰岛素抵抗。2型糖尿病是影响全身多系统及多器官的中老年常见病，随着疾病的进展，可导致衰弱及各种并发症。

>>盯紧这些危险因素，远离2型糖尿病

在日常生活中，2型糖尿病的发生往往比较隐匿，一旦表现出相应症状，已经不可逆转地患上了2型糖尿病。那么我们应该如何预防才能降低2型糖尿病的发生呢？这得先从2型糖尿病发生的危险因素说起。

2型糖尿病的危险因素比较复杂，但总体上可以分为两大类。一类是性别、年龄、民族、种族和遗传易感性等，这些因素通常难以改变或者不能改变；另一类是生活方式相关因素，包括膳食结构、体力活动、应激水平、吸烟饮酒、肠道菌群、情绪应对等，这些因素通常能改变且容易改变。

随着年龄增长，2型糖尿病的患病率呈上升趋势。目前我国2型糖尿病的高发年龄为50~60岁，60岁以上的老年人群糖尿病患病率接近或超过20%。大规模流行病学调查显示，2型糖尿病的发生在不同民族和种族间存在差异。例如，唐慧等（2020年）在关于《中国新疆地区肥胖、糖尿病前期和2型糖尿病检出率及民族分布特征》中得出结论，2型糖尿病在汉族中检出率为11.81%，在哈萨克族中检出率为2.24%，

在维吾尔族中检出率为5.49%。与高加索人相比，在调整性别、年龄和体质指数后，亚裔人群糖尿病的患病风险增加60%。在我国台湾地区生活的高山族人患2型糖尿病的风险是客家人的1.44倍，是闽南人的1.27倍。在同一环境中生活的黑人比白人更容易发生2型糖尿病。

我国经济发达地区的糖尿病患病率高于中等发达地区，不发达地区城市高于农村，在不发达地区和中等发达地区这一差别尤为明显。

在遗传易感性方面，如果父母一方患有糖尿病，则子女患糖尿病的遗传概率在1/13和1/7之间；如果父母均患病，子女的遗传概率高达1/4；如果父母都不患2型糖尿病，子女患糖尿病的可能性也很低。当然，这里说的遗传易感性并不是说糖尿病本身一定会遗传给下一代，只是增加了患病的风险。在易感基因方面，目前全球已经定位超过100个2型糖尿病的易感位点，其中与中国人2型糖尿病显著相关的有40个易感位点。基于此构建的遗传评分模型揭示遗传易感性主要与胰岛β细胞功能减退有关。

可见，当我们难以改变或者不能改变性别、年龄、民族、种族等因素时，能积极调整和改变的就是与生活方式相关的因素。

随着社会经济水平的发展，尤其是城镇化水平的提高，人们的膳食结构也逐渐变化，表现为动物性食物的比例增加，主食的比例下降，呈现出高热量、高脂肪的特点。根据国务院发布的《中国居民营养与慢性病状况报告（2020年）》，居民膳食脂肪供能比持续上升，农村首次突破30%的推荐上限，家庭人均每日烹调用盐和用油量仍远高于推荐值，而蔬菜、水果、大豆及豆制品、奶类消费量不足。部分重点地区、重点人群，如婴幼儿、育龄妇女和高龄老年人面临重要微量营养素缺乏等问题。

大量研究表明，种类多样的食物，尤其是足量的蔬菜水果，可以提供丰富的维生素、矿物质和膳食纤维，能够有效降低2型糖尿病的发病风险。

膳食纤维不仅能促进肠道蠕动、防止便秘，降低机体对血糖和胆固醇的吸收，还能改善肠道菌群结构，促进益生菌的增殖。膳食纤维虽然不能被胃肠道直接消化吸收，但可以在肠道菌群的协助下产酸产气，其中发酵产生的短链脂肪酸又为益生菌提供能量物质，促进其增殖。因此，高能量、高脂、低膳食纤维的膳食结构将导致肠道菌群比例失调，菌群多样性下降，继而引起机体代谢紊乱，导致2型糖尿病和肥胖等多种疾病的发生。从这个角度讲，肠健康才能常健康，故有相对生理年龄和心理年龄之外的"肠道年龄"之说。

超重和肥胖（尤其是腹型肥胖）是2型糖尿病的独立危险因素。一方面，食物供应丰富和膳食结构变化导致能量摄入量高于需要量；另一方面，城市化、工业化和信息化进程加速，人们日常活动的能量消耗量大幅减少。当能量摄入量大于消耗量，就会形成能量正平衡，即能量摄入量－能量消耗量＞0。过剩的能量就会转化为脂肪，蓄积在皮下等部位，日积月累，最终导致超重甚至肥胖。肥胖者体内含有大量的脂肪细胞，但是脂肪细胞表面的胰岛素受体数目却很少，导致胰岛素的敏感性降低，进而需要更多的胰岛素来调节细胞对糖的吸收。因此，超重和肥胖的人群存在胰岛素促进糖分解代谢功能下降的情况，即胰岛素抵抗，进而出现血糖异常升高而发展成糖尿病。

肥胖还可以导致脂肪异常堆积在一些非脂肪组织，如心脏、肝脏、胰腺等内脏。脂肪堆积在胰腺就被称为脂肪胰。脂肪胰可能通过慢性炎症反应、内质网应激和瘦素抵抗等多种途径引起胰岛细胞分泌功能受损和胰岛素抵抗，最终发展成糖尿病。

体质指数与2型糖尿病的发病风险呈正相关，在不同性别和不同种族之间均保持一致性。如果我们能够将体质指数控制在24以下，就可以在很大程度上降低糖尿病的发生率。

如何才能将体质指数控制在适宜范围呢？控制体重始终只有一个真相，就是实现能量负平衡，即能量摄入量－能量消耗量＜0。

在能量摄入方面，能量只能来源于食物中的蛋白质、脂肪、碳水化合物和酒类中的酒精（乙醇）。因此，除了控制包括零食在内的食物摄入量，还要特别注意限制酒精的摄入量。

现代人，尤其是中青年，由于工作压力大，常常会借助喝酒（甚至酗酒）来缓解压力，殊不知"一醉解千愁"没实现，反而增加了新愁。因为酒类含高能量却不产生饱腹感，在酒精的兴奋作用下，一不留神就搞成了"丰酒大菜"的局面，导致能量摄入严重过剩。同时，酗酒容易导致机体内分泌系统紊乱、免疫力下降、相关组织和器官受损，患2型糖尿病及相关并发症的风险增高。

与此同时，越是工作累越想坐着或躺着，用于体力活动的时间很少，更不要说体育运动，导致能量消耗严重不足。体力活动不足会增加2型糖尿病的发生风险，因为体力活动可以增加胰岛素的敏感性，改善胰岛素抵抗，从而改善糖代谢和脂代谢。增强体力活动，尤其经常参加体育锻炼，既能促进机体能量消耗，又能增强机体免疫力，对2型糖尿病及其并发症的预防均具有积极作用。

另外，来自学业、工作和生活的压力会影响我们的精神和情绪状态，应激事件和负面情绪会直接影响血糖波动，从而增加2型糖尿病的发生风险。研究显示，生活中情绪急躁的人比情绪平和的人患2型糖尿病的风险更高。因此，加强心理建设不论对预防糖尿病还是治疗糖尿病都大有裨益。在日常生活中，我们要尽量保持积极阳光、平和平静的心态。

总之，糖尿病是多种因素共同作用于机体而致病的，由单纯的遗传因素或单纯的环境因素导致的2型糖尿病患者很少。大部分患者的发病原因是由遗传和环境中的多种危险因素共同或相互作用所致，遗传因素决定了个体对糖尿病的易感性，而环境因素诱发和加速了发病进程。

随着科技的不断发展，人们对糖尿病的发病因素将会有更深入的认识，能为大众预防糖尿病提供新的思路与方法。但当前大家还是要多多关注和践行健康的生活方式，这才是远离2型糖尿病的根本途径。

>>如何诊断2型糖尿病

2型糖尿病是多种危险因素共同作用于机体引起的疾病，因此发病往往比较隐匿，"三多一少"的症状可能并不明显或不典型，有些患者甚至完全无症状，而是在发病多年后才有明显的症状，常常是通过体检或者治疗相关并发症才被发现。因此，有相当一部分人已经患了2型糖尿病，却没有被及时诊断而错失了最佳治疗时间，导致病情不断恶化，甚至引发多种并发症。

既然我们难以通过临床症状判断是否患上2型糖尿病，那么究竟可以通过哪些途径加以诊断呢？

首先，我们要了解2型糖尿病的高危人群特征，包括年龄大于40岁，超重（体质指数≥24）和（或）向心性肥胖（也称腹型肥胖，男性腰围≥90cm，女性腰围≥80cm）；缺乏体力活动者，有糖尿病前期史，2型糖尿病的一级亲属，有妊娠期糖尿病史，患多囊卵巢综合征等。

如果符合以上任一特征，且经常在餐后3~5小时内出现低血糖症状，如出汗、心慌、颤抖、头晕、易怒、面色苍白、精神不集中等，就要引起重视了，因为我们很有可能已经患上了2型糖尿病。不同患者体内的胰岛β细胞功能表现差异大，饭后胰岛素分泌高峰延迟，导致血浆胰岛素水平升高，引起反应性低血糖时就会出现上述症状。

其次，出现上述症状时可以通过哪些项目诊断2型糖尿病呢？核心项目是围绕糖代谢异常的严重程度或控制程度展开的，包括尿糖检测、血糖检测、口服葡萄糖耐量试验、糖化血红蛋白和糖化血浆白蛋白测定。

《中国2型糖尿病防治指南（2020年版）》中明确规定了我国糖尿病的诊断标准（表5-1），主要内容包括以下几个方面。

第一，尿糖阳性只能表示血糖值超过肾糖阈值，但尿糖阴性并不能排除患有糖尿病。

第二，可以依据静脉血浆葡萄糖测定值做出诊断，但不是毛细血管血糖测定结果，空腹血糖和餐后2小时血糖作为糖尿病的独立诊断标准

表5-1　我国糖尿病的诊断标准

诊断标准*	静脉血浆葡萄糖或糖化血红蛋白水平
典型糖尿病症状	
加上随机血糖	≥11.1 mmol/L
或加上空腹血糖	≥7.0 mmol/L
或加上口服葡萄糖耐量试验2小时血糖	≥11.1 mmol/L
或加上糖化血红蛋白	≥6.5%
无糖尿病典型症状者，需改日复查确认	

　*典型糖尿病症状包括烦躁干渴、多饮、多尿、多食、不明原因的体重下降；随机血糖指不考虑上次用餐时间，一天中任意时间的血糖，不能用来诊断空腹血糖受损或糖耐量减低；空腹状态指至少8小时没有进食能量。

也不够准确。同时，糖化血红蛋白在2型糖尿病诊断中具有重要价值，因其具有结果稳定、变异性小、不受进食时间和短期生活方式改变影响等特点。

　　第三，口服葡萄糖耐量试验的具体操作如下：在无摄入任何能量8小时后，通常在早晨空腹时进行。成年人口服溶于250~300ml水中的75克无水葡萄糖，5~10分钟内喝完，测定空腹血糖和开始喝葡萄糖水后0.5、1.0、1.5、2.0小时的静脉血浆葡萄糖；儿童服用葡萄糖的量按照每千克1.75克体重计算，总量不超过75克。

　　当然，口服葡萄糖耐量试验的测定结果也会受到一些因素的影响。在试验3天前摄入的糖量明显减少，会导致结果不准确，所以试验前不要刻意改变饮食习惯，保持日常膳食即可。长期卧床、极少运动、应激状态、药物或者吸烟等因素都会影响口服葡萄糖耐量试验的结果，所以患者如果患急性疾病或者处于应激条件就不要接受试验，在试验开始前3~7天就停止可能影响结果的药物，在试验过程中不吸烟、不喝酒、不饮茶及不做剧烈运动。

　　第四，糖化血浆白蛋白可以反映患者近2~3周的平均血糖水平，是反应糖尿病患者近期病情的关键指标。

糖化血红蛋白会受以下因素影响：检测方法、是否贫血、血红蛋白异常疾病、红细胞转换速度、年龄等。在检测时，如果患者没有空腹或者距离上次进餐时间不足8小时，可能会导致检测的血糖结果不准确，所以家属一定要注意患者的吃饭时间。

最后，如果患者没有出现糖尿病症状，但是仅检测一次静脉血浆血糖就超过了诊断值，应该择日复查。如果复查结果没有超过诊断值，还应该定期复查。

此外，诊断2型糖尿病时应该注意是否符合糖尿病的诊断标准，有无并发症及并发症的严重程度和糖尿病诊断的相关影响因素。

>> 并发症比糖尿病本身更危险

糖尿病是一种全身性疾病，如果不及时治疗和控制血糖，除了典型的"三多一少"症状，还可能会导致各种急性和慢性并发症，这些并发症的风险甚至比糖尿病本身更高。

急性并发症包括糖尿病酮症酸中毒、高渗性高血糖状态和急性并发症导致的口腔感染。

糖尿病酮症酸中毒是由于胰岛素不足和升糖激素不适当升高引起的糖、脂肪和蛋白质代谢严重紊乱综合征，临床以高血糖、高血酮和代谢性酸中毒为主要特征。糖尿病酮症酸中毒的发生常有诱因，包括急性感染、胰岛素不适当减量或突然中断治疗、饮食不当、胃肠疾病、脑卒中、心肌梗死、创伤、手术、妊娠、分娩、精神刺激等。糖尿病酮症酸中毒表现症状包括多尿、烦躁干渴、乏力；随着病情加重，可能会出现恶心、呕吐、食欲减退等症状，少数患者会出现腹痛；病情很严重的患者会出现昏迷、脱水，呼出的气体中含有烂苹果的味道。

高渗性高血糖状态是糖尿病的严重急性并发症之一，临床以严重高血糖而无明显糖尿病酮症酸中毒、血浆渗透压显著升高、脱水和意识障碍为特征。高渗性高血糖状态多见于 60 岁以上的老年 2 型糖尿病患者，初期主要表现为多饮、多尿和乏力，后期患者会出现脱水与意识昏迷等症状。

糖尿病患者出现血管病变和神经病变时，钙质丢失、免疫力下降，容易导致口腔感染，比如牙周炎和口腔溃疡等，表现出口腔黏膜干燥，口腔有烧灼感，牙龈红肿、脱落等症状。

慢性并发症主要包括大血管病变、微血管病变、神经病变和糖尿病足，发病往往较为隐匿。下面让我们逐一了解其表现及危害。

1. 大血管病变

2 型糖尿病因为胰岛素分泌不足或胰岛素抵抗而导致碳水化合物、脂肪和蛋白质代谢紊乱，进而影响微血管和大血管，可能导致一系列大血管并发症。糖尿病性大血管病变是指主动脉、冠状动脉、脑基底动脉、肾动脉及周围动脉等动脉粥样硬化。

正常人体中的血管具有较强的弹性，像橡皮筋一样具有一定的伸缩性。但是如果血管受损或老化后，血管内的脂肪和类脂物质极有可能会聚集成黄色粥样斑块，并黏附在血管壁上。斑块越积越多，导致血管壁增厚变硬，血管弹性下降直至丧失，血管内空腔缩小，最终形成动脉粥样硬化。

动脉粥样硬化对人体的影响巨大，甚至会危及患者生命。糖尿病患者与非糖尿病患者相比，发生下肢动脉粥样硬化性病变的风险增加 2 倍。这是因为动脉血管遍布全身，一旦发生动脉粥样硬化，会导致动脉阻塞，该动脉所供应的器官或组织就会因为缺血不能进行气体交换和物质交换而发生坏死。如果器官发生坏死，往往是无法逆转的，会对患者的身体造成不可估量的损害。如果动脉粥样斑块破裂，还会形成血块，血块很容易阻塞动脉，造成体内血液循环障碍，使细胞缺氧死亡，造成心肌梗死和脑卒中等终末期事件。

近年来，2 型糖尿病并发高血压的患者发生外周动脉粥样硬化的概率呈上升趋势，三者并发的情况在临床上也很常见。糖尿病并发动脉粥样硬化会极大地危害患者的健康，给治疗增加难度和风险，同时还会加重患者的经济负担，对患者造成双重煎熬。

动脉粥样硬化的治疗比较困难，症状轻时可以使用药物治疗，但是轻症往往难以察觉。一旦病情加重，药物难以控制，只能通过手术治疗，但是即使手术治疗，也很难修复受损的动脉。这是血管壁长期受损导致的后果，就好像橡皮筋老化断裂后，弹性已经丧失，重新连接也会有疙瘩。

大血管输送的血液主要供给心脏、大脑和腿部等器官使用。血管窄化，产生动脉粥样硬化斑块导致大血管受损；而斑块破裂，造成炎症和血块，会进一步引发心脏病、中风等大血管疾病。

心血管疾病是2型糖尿病患者主要的慢性大血管并发症，由心血管疾病引起的残疾程度和死亡比微血管疾病高，其中心肌梗死导致的心脏疾病是较为严重的并发症，其发病原因和动脉粥样硬化有关。心脏的冠状动脉出现了动脉粥样硬化，造成了动脉阻塞。心肌得不到及时的血流供应，导致心脏出现严重缺氧情况，部分心肌发生坏死，严重可危及患者生命。糖尿病患者并发心血管疾病的风险是正常人的2~4倍，65岁及以上的老年糖尿病患者更是心血管疾病发生的高危群体。

心血管并发症对2型糖尿病患者的健康和生命产生了巨大威胁，患者更应该注重自身的健康状况，定期参加身体检查，做好糖尿病并发症的预防工作，不给心血管疾病等危险并发症可乘之机。

糖尿病脑血管病变也是糖尿病的常见并发症之一。脑梗死是糖尿病并发的脑卒中类型之一，在临床上较常见，具有较高的致残率。脑梗死又名缺血性中风，是一种以2型糖尿病为基础并发的动脉内膜病变继发脑动脉管腔狭窄或闭塞，使大脑供血不足，导致脑组织缺氧，继而出现偏瘫、失语等神经功能缺失的症状。2型糖尿病并发缺血性中风的危险因素包括高血糖、高血脂、高血压和动脉粥样硬化等，如这些因素同时存在，将进一步增加缺血性中风的发病风险。其中高血糖是导致中风的主要独立危险因素，患有糖尿病的患者比正常人更容易患中风。

　　静脉溶栓治疗是现行国际公认的改善缺血性中风愈后最有效的治疗方法，但是因为糖尿病的基础危险因素多，溶栓后可能会有继发出血，故糖尿病并发中风的治疗相当困难。因此，糖尿病患者日常就要做好血糖监测，预防并发症的发生和发展。

　　下肢血管病变属于周围血管疾病，发病原因主要是供应下肢的大血管发生动脉粥样硬化。下肢血管病变的患者在走路时会出现疼痛或抽筋，休息时才能得到缓解。但是当动脉粥样硬化发展到斑块阻碍血液循环时，疼痛也会发生在休息时段，甚至夜晚睡眠时段。周围血管疾病严重影响患者的身体活动能力，并且有可能导致长期残疾。周围血管疾病还会体现在皮肤上，循环不良的会出现皮肤瘙痒、毛囊炎和真菌感染等，需要较长时间才能痊愈。

　　2.微血管病变

　　人体的　些器官（如眼睛、肾脏和神经系统等）靠小血管运输血液，小血管受损会导致眼底病变、慢性肾脏病和神经损害。这些疾病在糖尿病患者身上很常见，统称为微血管疾病。

　　糖尿病视网膜病变是糖尿病患者中最常见和最严重的眼部并发症，35% 以上的 2 型糖尿病患者合并糖尿病视网膜病变。高血糖会导致血管受损，使其中的血液渗出，为了应对这种损伤，身体会形成新的视网膜血管，但血管会继续受损，导致更多的出血，最终形成结痂组织。累积到一定程度后，结痂组织会将视网膜抬起并拉离正常位置，甚至导致失明。视网膜病变是否发病取决于糖尿病患者的患病时间及严重程度，患病风险随着病程的延长而增加。与城市地区的糖尿病患者相比，我国农村地区的糖尿病患者患视网膜病变的风险显著升高。

　　糖尿病视网膜病变是糖尿病特有的并发症，罕见于其他疾病。该病初发时可能无明显临床症状，因此，定期做眼底检查非常重要。当患者出现以下症状之一时，应该立即到医院检查，做到早诊断早治疗。这些症状包括视力下降、视力模糊、视物混浊（看东西隔着一层阴影）、眼眶水肿和眼底充血，眼底B超检查显示视网膜脱离或出血。

糖尿病肾脏病是糖尿病患者的常见并发症之一，大约40%的糖尿病患者会发生肾脏病变。糖尿病肾脏病的发病率正呈逐年攀升趋势，且具有残疾率高、死亡率高等特点，对患者的身心健康及生命安全有严重影响。

肾脏的作用是净化血液，排泄代谢产物，维持机体酸碱平衡。如果肾脏发生病变，无法工作，体内产生的大量代谢废物就无法排出体外，导致患者出现厌食、体重下降、恶心、呕吐等一系列症状，严重者会发展成尿毒症。

当患者出现下列情况时，患者本人及家属都要高度重视。这些症状包括：头晕、头痛、精神萎靡、浑身无力和腹痛；吃饭后会立刻呕吐，而且呈喷射状，每次都吐得干干净净。尤其是尿中出现泡沫，并且泡沫长时间不散，极有可能是糖尿病肾脏病，应尽快带患者检测尿蛋白肌酐比。

细胞外基质增加和肾脏细胞肥大增殖是糖尿病肾脏病的主要病理性改变。早期糖尿病肾脏病的主要病症为水肿、高血压及肾功能损伤等，如果病情没有得到及时控制，患者有可能出现肾衰竭。肾衰竭就需要透析治疗或者肾移植手术，两种治疗方式都会为患者的身体带来巨大的痛苦。如果不做肾移植手术，患者必须无限期地进行每周3次、每次4小时的透析治疗。同时，因为肾脏功能紊乱，无法排出毒素和代谢废物，患者的饮食也必须严格控制。

对于普通家庭来说，即使治疗效果尚可，患者长期透析或肾移植的费用也颇为高昂。所以，糖尿病患者应做好血糖监测，尽量避免肾脏微血管病变，一旦发现病变，应该立即治疗，避免发展成糖尿病性肾衰竭或尿毒症。

3. 神经病变

据统计，糖尿病神经病变会影响60%~70%的糖尿病患者。患者患病时间越长，病情越严重，发生神经病变的风险就越高。神经病变的发病会危及中枢神经和周围神经，较常见的是周围神经病变。当发病部位累及手部和足部时，主要集中在手腕和脚腕以下；当累及自主神经时，会出现出汗异常，表现为头面部和躯干大汗淋漓，但是四肢不出汗。

神经病变的主要症状包括感觉异常、痛觉超敏和痛觉过敏等。感觉异常表现为皮肤针刺感、麻刺感、灼烧感。当出现痛觉超敏症状时，即使疼痛程度很轻，甚至常人无法觉察到，患者也会出现疼痛感。痛觉过敏则是患者的疼痛感异常增强，与其他人接触同等程度的疼痛刺激，糖尿病患者会感到更加疼痛。

所以，糖尿病神经病变的患者最常见的烦恼就是疼痛，包括灼烧样疼痛、电击样疼痛、针扎样疼痛。患者常常会因为神经性病变带来的持续疼痛而神经衰弱，有时甚至会感到完全麻木，严重影响生活质量。

同时，也有糖尿病患者会因为神经病变出现痛觉缺失，称为无痛性神经病变。在日常生活中，我们的触觉和疼痛感其实是机体的一种自我保护手段。例如，当我们不小心触摸到尖锐物品时，触觉和疼痛感就会警告大脑，从而发出不要继续碰触的指令，以防止身体器官的损伤。但是对于丧失了触觉和疼痛感的糖尿病神经病变患者来说，当受到伤害时，大脑并没有接收到疼痛的信号，他们可能会继续活动，导致继发损伤或二次伤害。

糖尿病神经病变如果损害了自主神经系统，很可能会导致恶心、呕吐、食欲不振、多汗症、无汗症等失调症状。男性糖尿病患者还有可能出现性功能障碍，比如性欲减退、早泄和阳痿等症状。

目前尚无糖尿病神经病变的特效治疗方法，虽然市面上有多种治疗药物，但终究是治标不治本，只能起到缓解作用。所以归根结底，做好糖尿病患者的自我管理和健康教育是重中之重，也是预防糖尿病神经性病变的根本。

4. 糖尿病足

糖尿病足是指初诊糖尿病或已有糖尿病病史的患者，足部出现感染、溃疡或组织的破坏，通常伴有下肢神经病变和（或）周围动脉病变。糖尿病足是糖尿病严重的慢性并发症之一，治疗费用高，重者可能导致截肢和死亡。我国50岁以上糖尿病患者1年内新发足溃疡的发生率为8.1%，治愈后的糖尿病足患者1年内再发足溃疡的发生率为31.6%。糖尿病足是相对容易识别、预防比较有效的并发症。糖尿病患者早期会出现感觉、触觉和冷温觉的敏感度降低，皮肤无法正常排汗，局部组织柔韧性降低、足底发紧；晚期足部伤口很可能因为无法愈合而形成足部溃疡。足部皮肤因为血液循环不良很容易坏死，且露出皮下组织的区域会恶化成坏疽。更严重的会出现足部血液供应大幅下降或完全停止，导致组织坏死，最后患者只能截肢。

糖尿病患者因糖脂代谢紊乱，全身各器官组织受到多方面的影响，身心面临极大的危害。一旦发生糖尿病，这些并发症随着病程的延长就极易出现。当前我们能做的就是早发现、早诊断、早治疗，将糖尿病并发症造成的危害降到最低。

>> 如何提高2型糖尿病患者的生命质量

2型糖尿病患者因为胰岛素分泌不足或者胰岛素抵抗，碳水化合物、脂肪和蛋白质三大营养物质代谢紊乱，容易继发多种并发症。因为治疗过程漫长，还可能遇到各种不良情况，让患者身心健康面临极大考验。与正常人相比，糖尿病患者的寿命和生存质量会大幅下降。据2015年全国健康和营养调查显示，男性糖尿病患者的病死率较10年前有一定下降，但女性糖尿病患者的病死率仍然在大幅增加。所以，如何减少糖尿病并发症的发生，延长寿命和提高生存质量，是2型糖尿病患者最关注的问题。

要想从根本上提高2型糖尿病患者的生命质量，不仅要延长生命的长度，更要夯实生命的厚度，总体上可以从两个方面针对性地改善。

第一个方面是减少或降低危险因素，降低发病风险。

　　导致 2 型糖尿病发生的影响因素比较复杂，其中可以通过行为改变的因素包括膳食、肠道菌群、肥胖、体力活动不足、压力、吸烟、酗酒等。通过改变行为方式，可以减缓糖尿病的发病进程，从而延长寿命。

　　摄入种类丰富的食物、足量水果蔬菜、丰富膳食纤维和低饱和脂肪酸的地中海膳食模式不仅能够有效地降低 2 型糖尿病和心血管疾病等并发症的发病风险，还可以在一定程度上改善体内肠道菌群的种类和含量。刘莹等（2022 年）的研究表明体重正常与体重偏高者的肠道菌群是不同的，可以通过调节体内的肠道菌群种类达到减轻体重的目的。

　　体质指数与 2 型糖尿病的发生呈正相关，而糖尿病患者的寿命和体质指数有关研究证实，减少不到 10% 的体重可以使糖尿病相关性死亡率减少 30%~40%，初诊的糖尿病患者若能在第一年减重 10 千克，其存活时间可以延长 4 年。另外，一项针对亚太地区的研究表明，体质指数每下降 2，缺血性脑卒中的风险下降 12%，出血性脑卒中的风险下降 8%，缺血性心脏病的风险下降 11%。考虑到肥胖、糖尿病与心血管疾病之间千丝万缕的联系，体重管理在减少心血管疾病方面的贡献势必会造福糖尿病患者。因此，有效的体重管理有助于预防和治疗糖尿病，目前应用的各个糖尿病管理指南均加强了对糖尿病患者体重管理的关注。

　　而体力活动不足、压力、吸烟、酗酒等大多都是因为工作原因导致的。当时间有限，不足以安排体力活动时，可以每隔一小时在办公室走动一次，避免久坐。由于工作原因导致的吸烟、饮酒和压力大，可以通过更换解压方式解决。在办公桌上摆放绿色观赏性的盆栽，可以使我们的心情得到放松。将吸烟、饮酒的时间用来做其他感兴趣的事情，也会在一定程度上转移注意力。

　　第二个方面是积极治疗，控制并发症的发生。

　　糖尿病由于病因复杂、病程漫长等特点，控制不佳可并发严重的心血管疾病，严重影响患者的生活与健康。为了保证生命质量，患者需要长期严格控制饮食、进行运动干预、血糖控制、用药、足部护理等。糖尿病的管理与治疗必须遵循早期与长期、理性而积极、综合治疗、全面达标和治疗措施个体化等原则。因此，要从5个要点出发，即糖尿病健康教育、医学营养治疗、运动治疗、血糖监测和药物治疗。

医院可以利用公共媒体加强健康宣传教育，比如通过电视、报纸、广播等媒介普及糖尿病相关知识，增加患者的认知能力。医院的护士可以结合糖尿病治疗护理总目标，带领患者共同设置每个阶段的小目标，及时对患者给予精神、言语鼓励，提高患者自信心，提高生活质量。社区可以利用宣传活动手册、组织专题讲座、建立自我管理小组来普及糖尿病高危人群健康知识。这些举措可以使糖尿病高危人群从被动接受健康知识变为主动学习，提高患者对糖尿病相关知识的知晓率，提高糖尿病高危人群主动参与的积极性和自我管理能力，建立正确的饮食运动习惯，有效减少肥胖、吸烟和饮酒等危险因素。对糖尿病患者实施个体化延续护理及健康教育，能够有效控制血压和血糖水平，提高患者的生命质量，发挥一定的干预效果。

医学营养治疗是控制血糖、治疗糖尿病的基本策略。目前，控制2型糖尿病患者血糖水平的6种营养措施包括：选择适量和合适的碳水化合物、食用特定的蛋白质、增加多不饱和脂肪酸摄入、采用地中海饮食模式、按时用餐及加强餐后运动。糖尿病患者的营养治疗在控制总能量的基础上，要合理选择食物，做到营养均衡，在提高生活质量的同时达到较好的控制血糖的目的。少食多餐，尽可能选择低盐低脂食物，避免食用辛辣刺激性食物。部分轻度糖尿病患者甚至可以通过饮食控制和合理锻炼使血糖稳定在正常水平。

患者在用餐30分钟后可以开展适量的有氧运动，运动应从低至中等强度，避免过长、过量和过度运动。患者在运动期间应有医护人员或家人陪同，确保患者运动时的安全。运动结束后，要严密监测心率、血压等指标，了解患者的生命体征是否处于正常及可控范围。通过体育锻炼合理控制体重，鼓励患者持续开展锻炼，可以提升患者的机体免疫功能。

血糖监测基本指标包括空腹血糖、餐后血糖和糖化血红蛋白。患者在开始治疗时每3个月检测一次，血糖监测达标后每年最少检测2次，也可以用糖化血清白蛋白来评价最近2~3周的血糖控制情况。血糖监测的同时可以辅以个体化延续护理。个体化延续护理是指针对慢性病患者的个人情况，制订有针对性的护理计划，并将护理措施延续到出院以后，可有效克服慢性病患者离开医疗机构后的依从性差等问题，使慢性病患者获得持续性的科学护理，有利于慢性病患者的康复。针对糖尿病患者的个体化延续护理可有效提高出院后糖尿病患者对血糖控制的有效率，延缓或预防并发症的发生，明显改善患者的生命质量。

糖尿病是一种慢性疾病，患者只有规律服用适合自己的药物，并按时体检和监测血糖，才能将自己的身体维持在一个良好的状态下。糖尿病患者要根据自身胰岛功能的状况来选择合适的药物治疗，包括注射胰岛素及口服药物等。使用较为广泛的是胰岛素，按照来源和化学结构，胰岛素通常分为3类，分别是动物胰岛素、人胰岛素和人胰岛素类似物。临床上按照胰岛素的起效时间常分为5类：速效胰岛素、短效胰岛素、中效胰岛素、长效胰岛素和预混胰岛素。胰岛素的选择与使用的注意事项将会在第6章中详细介绍。

患者的生命质量与很多因素息息相关，包括生理、心理、社会及环境等多个方面。糖尿病多种并发症会导致患者生理上的痛苦，在疾病治疗过程中又会产生负面情绪，加之可能并发其他疾病等原因，进一步增加患者的身心压力与社会压力，以及患者所处的生活环境等也会影响患者的生命质量。自我医学应对能力包括面对、乐观、支持、逃避、宿命等8个方面，积极健康的心理情感体验可有效缓解机体遭遇的压力，同时降低生理唤醒水平，继而提高认知、改善应激，最终提高生命质量；负面心理情感体验可能导致患者对病情监测的放松，重回不良生活方式及治疗的依从性降低，最终导致生存质量降低。

通过心理干预、健康宣教、生活护理及家庭与社会支持等多种方式可以改善患者的负面情绪，让患者对糖尿病有更加深入的了解，增加治疗信心。同时，可以通过干预调整患者的膳食模式和生活习惯，使患者保持健康的体重，增加免疫力。对患者给予足够的社会关怀和来自家庭的支持，可以使患者保持良好的心态，对提高生命质量具有重大意义。

心理干预一般采用与患者面对面、一对一的交流和聆听、关注患者的个人感受，积极开导患者，解答患者疑惑。患者家属和医护人员相互配合，使患者保持积极乐观，可以有效提高患者的生命质量。

临床试验表明，通过健康教育、心理干预等综合干预手段，能够明显消除患者的不良情绪，提升患者对糖尿病治疗的信心。患者对健康知识掌握程度的提高及良好的饮食控制，有利于控制患者的血糖水平，提升其生命质量。

本章从2型糖尿病发病的危险因素、临床诊断、并发症和寿命与生命质量四个角度做了阐述。相信大家对2型糖尿病有了更加全面的了解，可以做到早发现、早诊断和早治疗。

胰岛素那些事儿

糖尿病是现代常见的慢性病,发病原因与胰岛素密切相关,1型糖尿病的发病原因是胰岛素分泌绝对不足,2型糖尿病则是因为胰岛素分泌相对不足或者伴有胰岛素抵抗。在治疗方面,1型糖尿病患者的治疗是绝对依赖胰岛素的,因为患者无法分泌胰岛素,只有使用胰岛素才能控制糖尿病;而2型糖尿病患者需要根据自身胰岛功能的状况选择适宜的治疗方式,包括注射胰岛素、口服药物等。由此可见,胰岛素在糖尿病的治疗过程中扮演着非常重要的角色。那么,胰岛素是怎样被发现的呢?糖尿病患者该怎样选择和注射胰岛素呢?同时胰岛素在使用过程中又有哪些注意事项呢?下面,让我们逐一细说。

>>胰岛素从哪儿来

1869年,德国的医科大学学生保罗·朗格汉斯(Paul Langerhans)在大学毕业时,为了研究胰脏的内部组织结构,收集了许多种动物的胰脏。通过在显微镜下观察,朗格汉斯发现在胰脏中,尤其是胰尾处,有许多直径为0.10~0.24毫米的"细胞堆",这些细胞聚集成岛状。朗格汉斯详细观察并描述了这些斑点的显微结构,将其按大小、形状、有无颗粒等形态结构差异划分为9种。为了纪念朗格汉斯对医学的贡献,法国组织学家伊杜纳德·拉盖斯(Edounard Laguesse)在1893年将其发现的岛状细胞堆命名为"ilots de Langerhans",即胰岛。

1889年,俄国内科医生奥斯卡·明科夫斯基(Oskar Minkowski)和德国生理学家约瑟夫·冯·梅林(Joseph von Mering)在利用狗研究胰腺消化功能的时候，发现了一个有趣的现象：有很多苍蝇聚集在被摘除了胰腺的狗的尿液周围，而正常狗的尿液周围苍蝇很少。针对这个现象，二人做了一系列实验，最终发现胰腺和糖尿病的发生密切相关，并且提出了一个假说：胰腺分泌的某种物质能够抗糖尿病。

1900年，俄国的沙波列夫（Coboneb）在实验室结扎了胰腺的导管，导致胰泡细胞退化，同时保证胰岛细胞的正常，并通过一系列的实验得出结论：胰岛细胞与糖尿病有关。

1920年，加拿大医生弗雷德里克·班廷（Frederick Banting）在阅读一篇关于胰腺结石导致胰腺萎缩和外分泌功能丧失的文章时产生了一个有趣的想法：如果将胰腺的外分泌部分通过实验加以萎缩，就可能会得到胰腺内分泌部分分泌的物质，并且这种内部分泌的物质不会有任何的杂质。针对这个设想，班廷和查尔斯·贝斯特（Charles Best）通过多次实验，首次成功地从狗的胰腺中获取到胰岛素提取物。1922年，二人将提取的胰岛素用于一名糖尿病患者，经过一段时间的治疗，患者的血糖降低至正常水平，从此开启了胰岛素治疗糖尿病的探索旅程。

之后的20多年，人们开始大规模生产胰岛素，但是当时的胰岛素作用期限较短，需要1天注射多次，使用起来不方便。1946年，经过不断尝试，科学家研发出了一种中性鱼精蛋白胰岛素。虽然该胰岛素作用时间较长，但是生物利用度变异性大，发生低血糖的风险较高。后来，科学家将非结晶型猪胰岛素（30%）和结晶型牛胰岛素颗粒（70%）混合，制成的胰岛素与之前的中性鱼精蛋白胰岛素效果类似。

1960年，尼科尔（Nicol）和史密斯（Smith）用经典的提取方法，从人类尸体的胰脏中首次获得少量的人胰岛素，通过化学分析，得到了人胰岛素的氨基酸序列。人胰岛素的结构和猪胰岛素较为相似，二者在胰岛素A链第8位均为苏氨酸，在第10位均为异亮氨酸；但是它们在B链羧基端有一个氨基酸不同，人胰岛素在第30位为苏氨酸，猪胰岛素在第30位为甘氨酸。当时，动物胰岛素（主要来源于猪和狗）的生物活性低，具有免疫原性，容易出现过敏反应和注射部位的脂肪萎缩，并且产量很低，难以满足糖尿病患者的需求。因此，研发新型胰岛素就显得非常重要和迫切了。

1965年，我国科学家在生物化学研究基础非常薄弱的情况下首次成功实现了结晶牛胰岛素的人工全合成，这也是当时世界上首个体外合成的蛋白质。

随着基因工程技术的不断发展，第一个由大肠埃希菌（大肠杆菌）生产、基因工程合成的人胰岛素于1978年面世。人们利用该技术大量生产重组人胰岛素，其作用时间虽然延长了，但还是难以满足患者的需求。

为了能够找到起效更快、作用时间更长的胰岛素，科学家付出了无数的精力和心血。功夫不负有心人，1996年，首个胰岛素类似物赖脯胰岛素获批上市。胰岛素类似物可以分为速效胰岛素类似物、双时相预混胰岛素类似物和基础胰岛素类似物等，通过改变胰岛素在体内的吸收效率，达到起效更快、作用时间更长的目的。

胰岛素的发现和演变史见证了科学家的不懈努力与奋斗，也见证了人类探索和战胜疾病的智慧。

>>如何正确选择胰岛素

由于患者需要自行注射胰岛素控制血糖，而胰岛素剂型种类繁多，用法也不尽相同，名称及用法极易被混淆。因此，我们将首先介绍胰岛素的种类和特点。

按照来源和化学结构，胰岛素通常分为3类，分别是动物源胰岛素、人胰岛素和人胰岛素类似物。（表6-1）

临床上更常用的是按照胰岛素的起效时间来分类，包括速效胰岛素、短效胰岛素、中效胰岛素、长效胰岛素和预混胰岛素5类。

速效胰岛素也称超短效胰岛素，为无色透明液体，主要包括门冬胰岛素、赖脯胰岛素和重组赖脯胰岛素，这3种都是人胰岛素类似物。这

表6-1 胰岛素的来源和化学结构

种类	来源	化学结构	优点或缺点	代表产品
动物源胰岛素	多来自猪或牛的胰脏；半合成胰岛素：猪胰岛素	胰岛素A链第8位为苏氨酸，第10位为异亮氨酸，胰岛素B链第30位为甘氨酸	容易发生免疫反应和局部过敏反应，剂型比较单一，品种较少	中性胰岛素、精蛋白胰岛素、精蛋白锌胰岛素
人胰岛素	全合成胰岛素：酵母菌或大肠杆菌	胰岛素A链第8位为苏氨酸，第10位为异亮氨酸，胰岛素B链第30位为苏氨酸	较少出现局部过敏反应，稳定性较好	重组人胰岛素、精蛋白生物合成人胰岛素、精蛋白锌重组人胰岛素
人胰岛素类似物	人胰岛素	速效胰岛素类似物在人胰岛素基础上替换1个或2个氨基酸；基础胰岛素类似物，如甘精胰岛素用甘氨酸代替人胰岛素A链第21位门冬氨酸，在B链羧基末端增加2个精氨酸	起效迅速，低血糖风险小，注射时间灵活	门冬胰岛素、赖脯胰岛素及甘精胰岛素

些胰岛素能在较短时间内迅速降低血糖，皮下注射后10~20分钟起效，1~2小时达到血液浓度高峰，持续作用时间为3~5小时，注射后需要在10分钟内进食，否则容易出现低血糖。速效胰岛素每天注射3次，主要用于控制餐后血糖。

短效胰岛素通常用"R"代表，为无色透明液体，包括普通胰岛素注射液、生物合成人胰岛素注射液和重组人胰岛素注射液。普通可溶性人胰岛素的基本结构是六聚体，经皮下注射后需要在体内解离成二聚体和单聚体才能被吸收而发挥作用。由于它的解离过程很长，延长了起效时间，皮下注射后的起效时间是20~30分钟，所以需要在餐前30分钟注射。进餐时间过早可能会导致患者血糖控制不佳，而进餐时间延后则可能导致患者出现低血糖。如果担心忘记进餐时间，可以在注射胰岛素时设置闹钟，以便准时进餐。短效胰岛素在注射后2~4小时达到血液浓度高峰，持续作用时间为5~8小时，每天注射3次，用于控制餐后血糖。

中效胰岛素通常用"N"代表，为乳白色悬浮液，是将胰岛素与鱼精蛋白磷酸缓冲液按分子比1∶1混合，再加入微量锌元素使其稳定的制剂，又称为低精蛋白锌胰岛素，包括精蛋白生物合成人胰岛素注射液、精蛋白锌重组人胰岛素注射液等。与短效胰岛素相比，中效胰岛素导致低血糖发生的风险更小。通常在皮下注射后2~4小时起效，6~10小时达到血液浓度高峰，持续作用时间为18~24小时。中效胰岛素常与短效胰岛素配合使用，一般睡前或早饭前给药1次即可控制空腹血糖，用前需充分混匀。

长效胰岛素又称精蛋白锌胰岛素，是在低精蛋白锌胰岛素的基础上提高鱼精蛋白比例，包括甘精胰岛素注射液、地特胰岛素，都属于胰岛素类似物。其可长时间维持体内胰岛素水平量，故可减少注射次数，但吸收和药效不稳定。长效胰岛素一般在皮下注射后4~6小时起效，持续作用时间可达24~36小时。长效胰岛素一般与短效胰岛素配合使用，一般每日注射1次，用于控制基础血糖。

预混胰岛素通常带有数字或数字比例，为乳白色悬浮液，是将速效或短效胰岛素和中效胰岛素按不同比例混合的制剂，既能降低餐后血糖又能降低空腹血糖。临床上常用的预混胰岛素主要包括预混人胰岛素和预混胰岛素类似物。因为二者的分子结构不同，所以起效时间、达到血液浓度高峰时间及作用持续时间也不同。需要注意的是，预混人胰岛素需要在餐前15~30分钟注射，而预混人胰岛素类似物注射后无须等待，可以马上进食。预混胰岛素约30分钟起效，持续作用时间为16~20小时，每天只需注射1~2次。相比预混人胰岛素，预混胰岛素类似物的起效时间、达峰速度和胰岛素峰值都更加符合生理性胰岛素的特性。

通过以上介绍，想必大家对正确选择适合的胰岛素有了一定的了解，那么在安全使用方面还要注意什么呢？

>> 安全注射胰岛素，要搞清楚这些事

胰岛素属于蛋白质类激素，要想高效发挥胰岛素的功效，不光要学会正确选择胰岛素，还要搞清楚影响胰岛素功效的因素及由此可能产生的问题。例如胰岛素笔芯保存不当，注射针头重复使用，注射部位、区域不轮换，注射时间不准确，注射后皮下停留时间短，预混胰岛素未充分摇匀，消毒不规范等。要想安全有效的注射胰岛素，就要搞清楚以下这些事。

首先，在胰岛素储存过程中，一定要注意温度的变化。已开封的胰岛素与未开封的胰岛素所需温度不同，未开封的胰岛素一般放置在2~8℃的冰箱里；已开封的胰岛素一般放置在20℃的室温环境中，应避免受热和阳光照射，在不超过保质期的情况下保证在开启后1个月内用完，且不建议放回冰箱继续冷藏。

其次，胰岛素笔的针头短细、质地软、针芯管壁薄，只适用于一次性使用。因为胰岛素针头费用较贵，所以有些糖尿病患者为了节省费用，会重复使用针头。但是重复使用容易导致针头弯曲变形、针尖毛刺和倒钩，在这种情况下注射胰岛素会导致注射部位出现疼痛感、出血、瘀斑和皮下硬结等症状，甚至会导致断针。胰岛素注射针头在多次使用后，针芯中会储存病原微生物，必须丢掉，如果重复使用，会导致注射部位皮肤软组织的感染。

再次，注射部位视胰岛素的功效长短不同而有所差异。超短效（或速效）胰岛素类似物适合在身体的任何注射部位做皮下注射；短效胰岛素建议选择腹部注射，其中餐时短效胰岛素最好选择腹部注射；基础胰岛素的首选注射部位是大腿和臀部；单独使用中效胰岛素应尽量在睡前给药，避免在晚餐时给药；对于接受长效胰岛素皮下注射后运动的患者，必须给予低血糖警告。此外，早餐前注射常规的预混胰岛素首选腹部皮下；晚餐前注射预混胰岛素时首选臀部或大腿皮下；希望减缓胰岛素吸收速度时可选择臀部注射；GLP-1（胰高糖素样肽-1受体激动剂）

可在身体任何常规注射部位做皮下注射。

同时，在胰岛素注射过程中，必须要重视注射部位的轮换。轮换注射部位可以有效地预防或减轻因注射胰岛素后产生局部硬结和皮下脂肪增生。那么，注射部位是如何划分的呢？第一，将腹部分为4个等分区域，将大腿或臀部分为2个等分区域。第二，每周使用1个等分区域并始终按顺时针方向轮换注射，同时保证连续2次进针的间隔至少1厘米（大约本人一个手指的宽度）。第三，严格遵守以下3个原则：

1.每天同一时间注射同一部位，例如一周内傍晚都注射在大腿；

2.每天不同时间注射不同部位，例如中午在臀部注射，傍晚注射部位应距离上次注射部位不小于1厘米；

3.左右轮换，例如将腹部分为四等分，第一周在左上方部位注射，第二周在右上方部位注射。

最后，由于部分糖尿病患者使用的胰岛素种类不同，所以胰岛素的使用时间也不同，这一点必须引起重视。速效胰岛素类似物可以在将要吃饭时注射，如果有需要，也可以在吃饭后立即注射，短效胰岛素要在餐前30分钟使用，预混胰岛素类似物要在餐前15分钟使用，长效胰岛素通常在睡前使用。针对不同的注射时间，可以提前设置闹铃，或者由家人提醒，确保注射胰岛素的时间准确。

部分糖尿病患者在注射胰岛素时可能会感觉已经注射完胰岛素，随即拔出针头，这是不可取的。正确的做法是使用注射笔推注胰岛素完毕后，为了确保药物全部注入体内，至少保证停留10秒再拔出针头，防止漏液。在注射量比较大的情况下，停留时间应该超过10秒。如果使用的是胰岛素专用注射器，那么在完成注射后不需要停留，可以立即拔出针头。

部分老年糖尿病患者使用的是预混胰岛素，由于老人家记忆力衰退，可能会出现未预混就使用的情况；或者老年人力气小，在预混过程中胰岛素溶液还未变成乳白色就停止滚动。这类患者在准备注射胰岛素时，家人最好陪伴在身边，防止出现上述情况。预混胰岛素的正确操作是：在使用预混胰岛素前，将胰岛素笔芯在两个手掌之间水平滚动10次，大概5秒，然后上下翻转10次，大概10秒，直到胰岛素溶液变成乳白色悬浮液。

部分糖尿病患者还存在消毒范围小、注射前不洗手的现象，少数患者甚至不消毒皮肤。在注射胰岛素前，患者或同住的家人一定要仔细检查是否对注射部位做了消毒及消毒范围是否全面。

总之，只有糖尿病患者及家属对前述问题足够重视，患者注射胰岛素的有效性和安全性才会得到保障。

2型糖尿病的综合治疗

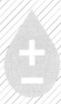

30多年来，我国2型糖尿病患病率逐年升高，其原因是多方面的，但主要的危险因素是因生活方式改变带来的超重及肥胖。肥胖者的2型糖尿病患病率是体重正常者的3倍，向心性肥胖（男性腰围≥90cm，女性腰围≥80cm）者患2型糖尿病的风险为腰围正常者的2~2.5倍。

因此，糖尿病的治疗也应"多管齐下"，且健康的生活方式始终是防治2型糖尿病及其并发症的基础。国际糖尿病联合会提出了糖尿病综合管理的5个要点，包括医学营养治疗、运动治疗、药物治疗、血糖监测和健康教育。这5个要点包括什么内容，具体该怎么做呢？下面我们将逐一细说。

>> 营养治疗，从合理膳食做起

随着社会经济的发展，我国居民的膳食模式逐渐由以植物性食物为主转向以动物性食物为主，其特点是高能量、高脂肪、高蛋白和低膳食纤维。膳食模式的转变导致超重和肥胖人群的比例大幅增加。肥胖是2型糖尿病的重要独立危险因素，单纯性肥胖的发生主要是饮食不合理和体力活动缺乏所致，糖尿病前期人群和2型糖尿病患者均可通过合理饮食降低发病风险和控制病情发展。

合理控制摄入的总能量，是2型糖尿病营养防治的首要原则。《中国糖尿病医学营养治疗指南（2013）》建议：体重正常的糖尿病患者能量摄入以维持或略低于理想体重为宜；肥胖合并糖尿病者应减少能量摄入，使体重逐渐下降至理想体重的±5%。《健康中国行动（2019—2030

年）》建议超重或肥胖者应使体质指数达到或接近24，或体重至少下降7%。

　　日常膳食中的能量大部分来源于碳水化合物。为了减重和控制血糖，一部分轻食者或2型糖尿病患者会少吃甚至不吃米面等主食，殊不知主食富含碳水化合物，摄入量过低也有风险。碳水化合物在体内会被分解为葡萄糖，用于供能，吃得过多会导致血糖升高，从而增加胰岛负担；但吃得过少或不足时，没有足够的碳水化合物被分解供能，机体就会动用脂肪和蛋白质供能，既会造成蛋白质的浪费，也容易引起酮症。因此，适量吃主食是非常必要的，富含碳水化合物的食物主要是粮谷类（如面粉、大米、玉米）和薯类（如土豆、红薯）。正常成年人膳食中碳水化合物提供的能量占总能量的50%~60%；建议糖尿病患者的膳食供能比略低，以45%~55%为宜，且主要来自复杂碳水化合物，尽量避免蔗糖、葡萄糖和果糖等简单碳水化合物。

　　粗粮、杂粮富含膳食纤维，对改善餐后血糖有帮助。其中可溶性膳食纤维能吸水膨胀，延缓碳水化合物在消化道的吸收，使餐后血糖和胰岛素水平降低，还能降低血清胆固醇。不溶性膳食纤维能促进肠道蠕动，加速食物通过肠道，减少吸收，间接缓解餐后血糖升高，有利于减重。

　　适当控制脂肪总量，并注意区别对待各类脂肪。脂肪中的脂肪酸包括饱和脂肪酸、单不饱和脂肪酸和多不饱和脂肪酸。其中饱和脂肪酸主要存在于畜禽动物的脂肪和乳脂中，会促进血清胆固醇上升，过量的饱和脂肪酸与心血管疾病的发生有关，应适当限制摄入量。但是一定量的饱和脂肪酸有利于高密度脂蛋白胆固醇（HDL-C）的形成，故不应该完全限制动物脂肪和乳脂。单不饱和脂肪酸主要存在于茶籽油和橄榄油等植物油中，具有降低血清胆固醇、甘油三酯和低密度脂蛋白胆固醇（LDL-C）的作用。多不饱和脂肪酸多存在于水产品（如深海鱼、贝类）、坚果、花生油、大豆油、葵花籽油和玉米胚芽油等植物油中，可以降低血清胆固醇、甘油三酯和低密度脂蛋白胆固醇，从而降低心血管疾病的发病风险，因此患者可在控制脂肪总量的前提下适当增加水产品及坚果的食用量，烹调用油也应选择富含不饱和脂肪酸的植物油。

膳食中脂肪提供的能量占总能量的20%~30%，其中饱和脂肪酸的供能比小于10%，多不饱和脂肪酸的供能比同样不宜超过10%，尤其要注意限制来自加工食品，如饼干、蛋糕、薯片和奶茶等的反式脂肪酸。

保证优质蛋白质的摄入。由于糖异生作用增强，导致糖尿病患者蛋白质消耗增加，容易造成机体负氮平衡，因此在保证蛋白质数量的同时，更应保证蛋白质的质量。蛋白质的供能比为10%~15%，优质蛋白要占总蛋白的一半以上。优质蛋白质主要来源于蛋、奶、瘦肉、鱼等动物蛋白及植物来源的大豆蛋白等。

维生素和矿物质虽然不提供能量，但却是调节生理功能不可缺少的营养素。由于糖尿病患者进食主食的次数和食用水果的数量受限，且体内物质代谢相对旺盛，较易发生维生素和矿物质缺乏，尤其是维生素C、部分B族维生素及镁、硒等。维生素C具有抗氧化作用，适量补充可防止因缺乏维生素C而引起的微血管病变；补充B族维生素可改善神经症状，且长期口服二甲双胍可引起维生素B$_{12}$缺乏，应注意适当补充；镁可以降低血清胆固醇、甘油三酯、低密度脂蛋白胆固醇，预防糖尿病心血管并发症的发生；硒具有保护心肌细胞、肾小球及视网膜免受自由基损伤的作用；三价铬是葡萄糖耐量因子的组成成分，可改善葡萄糖耐量。因此，为了调节患者的代谢和防治并发症，可根据营养评估结果适当补充维生素和矿物质。

植物化学物包括多酚类化合物、类胡萝卜素、萜类化合物、有机硫化物、皂苷等，虽然不是人体必需的营养物质，但对调节生理功能和预防疾病发挥着重要作用，在2型糖尿病及其并发症防治中同样具有不可忽视的作用。例如，赋予植物性食物鲜艳色彩的花色苷属于多酚化合物中的黄酮类，主要存在于深色浆果（葡萄、蓝莓）、薯类（紫马铃薯、紫薯）和谷物（紫玉米、黑米）等食物中，具有抗氧化、调节血脂和改善胰岛素抵抗等作用，能够显著降低2型糖尿病和心血管疾病的发病风险。

此外，合理膳食还应有合理的烹调加工、饮食分配及餐次安排，尤其是患者要结合病情、用药时间和日常饮食习惯等，做出个体化的动态调整。同时，对于口服降糖药和注射胰岛素后容易出现低血糖的患者，建议在正餐之外加餐2~3次。但应做到加餐不加量，即加餐量应从正餐的总量中扣除，而不是额外多吃食物。因为只有在总能量得到控制的情况下，适量增加餐次才能改善糖耐量并预防低血糖的发生。

>>防治糖尿病，该如何科学运动

当通过进食获得的能量大于消耗的能量时，过剩的能量就会转化为脂肪储存在体内，造成超重和肥胖。正常成年人的能量消耗主要用于基础代谢、身体活动和食物热效应。对于轻体力活动者，基础代谢占总能量消耗的60%~70%，用于维持基本生命活动（如呼吸、体温调节、心脏搏动等组织和器官的生理功能）；身体活动的能量消耗占15%~30%；食物热效应的能量消耗占10%，仅体现为进食过程中的额外能量消耗。显然，我们难以通过增加基础代谢和食物热效应的能量消耗来控制体重，增加体力活动是唯一的选择。

体力活动通常包括职业性劳动（如教师授课、文员办公室工作）、家务劳动、休闲娱乐活动和体育锻炼。对于大多数轻体力活动者而言，体育锻炼最有意义，不仅消耗的能量多，而且对肌肉、骨骼乃至全身健康都有好处。

根据国家体育总局《2014年全民健身活动状况调查公报》，我国城乡居民经常参加体育锻炼的比例为33.9%，其中20~69岁居民经常锻炼率仅为14.7%，处于较低水平。缺乏体力活动是造成超重和肥胖的重要原因，并导致了2型糖尿病的发生和发展。2型糖尿病患者常常因为胰岛素抵抗容易饥饿，以致摄入过多食物和能量，因此就更需要在营养治疗的基础上科学运动。

那么我们该选择什么类型的运动和多大强度的运动，以及如何确定合理的运动时长和运动频率呢?

首先,要选择有氧运动。有氧运动是指人体在氧气充分供应的情况下进行的体育锻炼,即在运动过程中,人体吸入的氧气与需求相等,达到生理上的平衡状态。有氧运动的特点是强度较低、有节奏和持续时间较长。应当避免高强度无氧运动,因为机体处于相对缺氧的状态,就会以无氧糖酵解的方式产生乳酸来提供能量,这时就需要动用大量的葡萄糖,并且产生乳酸——短暂高强度运动后导致肌肉酸痛的"罪魁祸首"。对于2型糖尿病患者,无氧运动不仅会导致肌肉酸痛等身体不适,还会增加低血糖的风险,从而使患者难以坚持运动。因此,有氧运动是2型糖尿病患者的友好选择。

其次,应选择低等或中等的运动强度。运动强度是否有专业上的界定呢? 国际上身体活动强度的通用单位是能量代谢当量(metabolic equivalent, MET),1 MET相当于能量消耗1 kcal/(kg·h)。一般7 MET以上为高强度,如游泳、跳绳等;3~6 MET为中等强度,如健步走、骑自行车、打乒乓球、打羽毛球、打太极拳等;1.1~2.9 MET为低等强度,如慢速步行。结合有氧运动的特点,中等或中偏低等强度的运动更适合2型糖尿病患者。当然,日常生活中常常以主观感受判断运动强度,中等强度的特点是心跳和呼吸加快但不急促,运动时有点费力,能正常讲短句。如果已经出现心跳和呼吸急促,仅能讲单个词语而讲不出完整句子,就已经达到了高强度运动。

再次,在满足有氧运动和中等强度运动的前提下,应当养成规律性的运动习惯。对于正常成年人,鼓励每周安排3次以上、每次30分钟以上中等强度运动,或累计150分钟中等强度运动,或75分钟高强度身体活动。简单地说,就是日常生活中要尽量多动,达到每天6 000~10 000步的身体活动量。与正常成年人相比,2型糖尿病患者的体力活动要求更高一些,每周至少进行150分钟(如每周运动5天,每次30分钟)中等强度的有氧运动。

最后,对于2型糖尿病患者来说,科学运动要基于健康评测和运动能力评价。患者对运动项目和运动时长的选择要根据自身的年龄、病情、喜好及身体状况来确定，并定期评估，适时调整运动计划。如果是老年患者，应避免参加剧烈运动，以免发生低血糖和跌倒摔伤，可以选择快步走、太极拳、广场舞等适宜的运动。如果患者伴有糖尿病酮症酸中毒、急性感染、增殖性视网膜病变、严重心脑血管疾病等并发症，不适宜做运动，可在病情控制稳定后逐步恢复运动。

对于2型糖尿病患者而言，培养自身兴趣爱好，养成良好的运动习惯益处良多。规律运动能够改善身体成分和生活质量，并且有助于控制血糖、减少心血管疾病等并发症，对2型糖尿病的高危人群同样具有显著的预防效果，轻食者也可结合科学运动来减重。

>>降糖药物知多少

营养治疗和运动治疗是控制高血糖的基本措施，当两者不能使血糖控制达标时，应及时采用药物治疗。2型糖尿病是一种渐进性发展的慢性疾病，其发病机制包括胰岛素抵抗和胰岛素进行性分泌不足，前者是外周组织（如脂肪细胞、肝脏和肌肉等）对胰岛素的敏感性下降，需要更多的胰岛素才能达到降低血糖的效果；后者是由于产生胰岛素的胰岛β细胞功能下降，导致胰岛素的分泌量逐渐减少。随着病程延长，胰岛素分泌功能进一步下降，外周胰岛素抵抗增强，往往需要在营养治疗和运动治疗的基础上联合药物治疗来控制血糖。针对2型糖尿病的降糖药物主要分为口服降糖药（表7-1）和胰岛素注射剂。

口服降糖药包括以促进胰岛素分泌为主要作用的药物和通过其他机制降低血糖的药物。常见的胰岛素促泌剂包括磺脲类和格列奈类等。

磺脲类药物主要的药理作用是通过刺激胰岛β细胞分泌胰岛素，提高体内的胰岛素水平。霍尔曼（Holman，2008年）的一项研究发现，磺脲类药物除了能降血糖，还能降低糖尿病微血管病变和大血管病变发

表7-1　常见的口服降糖药

	类别	优点	缺点	代表性药物
胰岛素促泌剂	磺脲类	降血糖，降低糖尿病微血管病变和大血管病变风险	使用不当可导致反复的低血糖，体重增加	格列本脲、格列美脲、格列齐特、格列吡嗪和格列喹酮
	格列奈类	低血糖的风险和程度较轻，肾功能不全患者可以使用	低血糖，体重增加	瑞格列奈、那格列奈和米格列奈
其他机制降糖药物	双胍类	减少肥胖2型糖尿病患者的心血管事件和死亡风险	胃肠道反应（恶心、腹胀等）	盐酸二甲双胍
	α-糖苷酶抑制剂	体重减轻	胃肠道反应（腹胀、排气等）	阿卡波糖、伏格列波糖和米格列醇

生的风险。然而，磺脲类药物如果使用不当可导致反复的低血糖，特别是老年患者和肝、肾功能不全者；磺脲类药物还可导致体重增加，因此肥胖者应慎用。目前，我国上市的磺脲类药物包括格列本脲、格列美脲、格列齐特、格列吡嗪和格列喹酮。

格列奈类药物为非磺脲类胰岛素促泌剂，主要通过刺激胰岛素的第一时相分泌而降低餐后血糖，因此需要在餐前服用。格列奈类药物常见的不良反应与磺脲类药物类似，表现为低血糖和体重增加，但低血糖的风险和程度较磺脲类药物轻，且可以用于肾功能不全患者。目前，我国上市的格列奈类药物有瑞格列奈、那格列奈和米格列奈。

通过其他机制降血糖的常见药物包括双胍类和α-糖苷酶抑制剂等。

目前，临床上最常使用的是盐酸二甲双胍，其主要药理作用是减少肝脏葡萄糖的释放，改善外周胰岛素抵抗。盐酸二甲双胍可减少肥胖2型糖尿病患者的心血管事件和死亡风险；主要不良反应为胃肠道反应，可先建立耐受，即先从小剂量开始，逐渐加量。另外，长期服用盐酸二甲双胍可引起维生素B_{12}水平下降，长期服用者可每年测定1次血清维生素B_{12}水平，根据实际情况适当补充。

α-糖苷酶抑制剂主要的药理作用是通过抑制碳水化合物在小肠的吸收而降低餐后血糖，适用于以碳水化合物为主要食物成分的餐后血糖升高患者，因此需要在餐前即刻吞服或与第一口食物一起服用。α-糖苷酶抑制剂可以使2型糖尿病患者的体重减轻；不良反应与双胍类药物类似，主要为胃肠道反应，解决方法同样是建立耐受。我国上市的α-糖苷酶抑制剂有阿卡波糖、伏格列波糖和米格列醇。

胰岛素注射剂是药物治疗2型糖尿病的另一个重要手段。对于2型糖尿病患者，当口服降糖药效果不佳或存在口服药使用禁忌时，需使用胰岛素以控制高血糖，减少糖尿病并发症的发生。在使用胰岛素时，我们仍然要坚持营养治疗和运动治疗，并可以根据血糖监测结果调节胰岛素使用剂量，在控制高血糖的同时也要预防低血糖的发生风险。

使用口服降糖药和胰岛素注射剂都有发生低血糖的风险，且低血糖比暂时的高血糖状态更加危险。面色苍白和出汗是低血糖的重要指示信号，由于大脑几乎完全依靠葡萄糖供能，当低血糖发生时会导致认知损害、精神异常和运动异常，甚至引发癫痫和昏迷。对于一些餐前使用的降糖药，应注意服药后开始进餐的时间，以免药效发挥后没有及时进食导致低血糖。使用降糖药的患者不论是在家或外出时，都建议备一些糖果、饼干和葡萄糖片等，当出现低血糖症状时及时进食可缓解症状。值得注意的是，使用α-糖苷酶抑制剂发生的低血糖需食用葡萄糖或蜂蜜。

药物治疗能够较好地改善2型糖尿病的高血糖状态，从而达到管理好血糖水平的目的。同时药物也存在不良反应，严格遵循医嘱，同时掌握好血糖监测和自我管理技能，才能避免不良反应，充分发挥药物治疗的优势。

>> 血糖监测，警戒血糖波动的"哨兵"

2型糖尿病是一种慢性疾病，相当一部分患者需要终身用药，同时还面临着并发症可能带来的致残、致死的风险，及早发现并预防2型糖尿病的发生发展是最有效、最简单和最经济的方法。血糖监测是糖尿病防治的"哨兵"，执行对血糖波动的警戒任务。定期监测血糖不仅能及早发现不良血糖状态，即糖耐量异常或糖尿病发生前期，还能指导药物治疗及行为干预的方案调整。《健康中国行动（2019—2030年）》提倡，40岁及以上人群每年至少检测1次空腹血糖，处于糖尿病前期时需每6个月检测1次空腹血糖或餐后2小时血糖。目前常用的血糖监测方法包括利用血糖仪监测毛细血管血糖，抽取静脉血检测特定时间血糖、糖化血红蛋白、糖化白蛋白（GA），以及利用实时监测系统的持续葡萄糖监测等。（表7-2）

表7-2　常用的血糖监测方法

方法	特点	应用	定期监测时间
毛细血管血糖监测	易获得、易操作、简便快速；容易受到环境污染，精确度略低	患者的自我血糖监测及在医院内做的床边快速血糖检测	使用口服降糖药者可每周检测2~4次空腹血糖或餐后2小时血糖
检测糖化血红蛋白	对长期血糖变化较敏感	评估检测前8~12周血糖控制状况的"金标准"，参考值为4%~6%	治疗初始阶段每3个月检测1次，达到血糖控制目标后每6个月检测1次
检测糖化白蛋白	对短期血糖变化较敏感，合并某些疾病时结果不可靠	反映检测前2~3周的平均血糖水平，参考值为11%~17%	
持续葡萄糖监测	提供更全面的动态血糖变化	适用于需要胰岛素强化治疗的2型糖尿病患者，在医疗指导下使用降糖药仍然出现血糖异常者	

毛细血管血糖监测是最常用和最简单的方法，只需要采集指尖末梢血，即大家常说的"扎手指"，应用场景包括患者的自我血糖监测及在医院内做的床边快速血糖检测。患者只需要准备一台血糖仪和配套的试纸，就可以在家中自我监测血糖。毛细血管血糖监测也是医院对患者的日常快速检测方法。通过合理膳食和科学运动等行为干预调节血糖水平，加上有目的地通过血糖监测了解膳食和运动对血糖的影响，才可以及时自我调整。使用口服降糖药者可每周监测2~4次空腹血糖或餐后2小时血糖。

毛细血管血糖监测的优点是易获得、易操作、简便快速；但其缺点也很明显，相比其他方法，其精确度略低，而且由于试纸上的探测头暴露在空气中，容易受到环境污染而影响测试结果。值得注意的是，试纸对检测结果影响非常大，购买和使用前需要检查其有效日期并妥善保存。此外，酒精不仅会使进针伤口疼痛，还会与试纸上的化学物质发生反应而影响测试结果，需要等待酒精挥发后再用试纸取血测试。采血量不足或过多也会影响测试结果，应仔细观察测试区的采血量是否合适。

糖化血红蛋白是临床上评估长期血糖控制状况的"金标准"，也是决定是否需要调整治疗方案的重要依据。按照标准的糖化血红蛋白检测方法，其参考值为4%~6%，可以反映平均血糖总体控制情况。（表7-3）在治疗初始阶段建议每3个月检测1次，一旦达到血糖控制目标可每6个月检测1次。

糖化白蛋白能反映患者检测前2~3周的平均血糖水平，即反映短期内的血糖变化，比糖化血红蛋白更敏感，是评价患者短期糖代谢控制情况的良好指标，其参考值为11%~17%。但应注意，当患者合并肝硬化等疾病时，检测结果不可靠。

持续葡萄糖监测是指通过葡萄糖传感器连续监测皮下组织间液的葡萄糖浓度变化的技术，可以提供更全面的血糖信息，了解血糖的动态变化。主要适用于需要胰岛素强化治疗的2型糖尿病患者，以及在医疗指导下使用降糖药仍然出现血糖异常，并难以解释原因的患者。

表7-3 糖化血红蛋白与日平均血糖对照关系

糖化血红蛋白（%）	日平均血糖（mmol/L）
5.5	6.2
6.0	7.0
6.5	7.8
7.0	8.6
7.5	9.4
8.0	10.2
8.5	11.0
9.0	11.8
9.5	12.6
10.0	13.4
10.5	14.1

可见，这些血糖监测方法各有特点和适用范围，选择合适的监测方法，才能及时发现异常血糖波动，从而及时调整生活方式和治疗方案。正如"哨兵"站岗放哨，只有充分结合自身特长在不同的岗位上各司其职，才能及时发现危险，避免引发更大的冲突和损伤。

>>知己知"彼"，健康教育要做好

防治2型糖尿病，不仅要知己，也就是了解自身的健康状况，还要知"彼"——掌握2型糖尿病的相关知识。据流行病学调查显示，中国的2型糖尿病患病率可能被严重低估，许多长期未体检的人或许还没意识到自己患有2型糖尿病或者处于疾病前期。以2012年的调查为例，每

100个成年2型糖尿病患者中，只有约36人知道自己患有2型糖尿病。导致2型糖尿病患者死亡或残疾的原因往往不是高血糖本身，而是各种各样的并发症，如代谢紊乱、感染性疾病等，其中糖尿病性心血管疾病是患者致残致死的主要原因。

因此，了解2型糖尿病的发病因素、临床症状、并发症和综合治疗等相关知识有助于患者及早就医，在病程中遵循医嘱和自我管理，有效地改善病情、延缓并发症和提高生命质量。

那么，仅仅是2型糖尿病患者才需要接受健康教育吗？其实不然。人人都需要接受2型糖尿病健康教育，其中2型糖尿病的高危人群和已确诊患者是健康教育的重点人群。具有以下特征之一即为2型糖尿病高危人群：超重与肥胖、高血压、血脂异常、糖尿病家族史、妊娠期糖尿病史、巨大儿（出生体重≥4kg）生育史。其中，6.1 mmol/L≤空腹血糖＜7.0 mmol/L，或7.8 mmol/L≤糖耐量试验2小时血糖＜11.1 mmol/L，称为糖尿病前期，属于2型糖尿病的极高危人群。

除了2型糖尿病的高危人群和患者，患者家属、医务人员和糖尿病防治专业技术人员也应接受健康教育。

患者家属在2型糖尿病的治疗中起着非常关键的作用。一方面，中老年患者身体免疫功能下降，老年患者可能还合并认知障碍，自我健康管理意识和能力都可能存在不足，这就特别需要家属的协助。因此，家属也需要具备一定的2型糖尿病管理知识，如膳食搭配、运动防护、药物使用注意事项和血糖监测技能等。另一方面，患者保持平和稳定的情绪也能避免血糖波动，家人用心用情的陪伴正是安抚患者情绪的良方，是患者战胜疾病的精神支柱和动力。

医务人员和糖尿病防治专业技术人员不仅是2型糖尿病相关知识的学习者，更是宣传者。《健康中国行动（2019—2030年）》要求：承担国家公共卫生服务项目的基层医疗卫生机构应为辖区内35岁及以上常住居民中的2型糖尿病患者提供规范的健康管理服务，对2型糖尿病高危人群开展针对性的健康教育；卫健委牵头落实糖尿病分级诊疗服务技术规范，鼓励医疗机构为糖尿病患者开展饮食控制指导和运动促进健康指导，指导患者开展自我血糖监测和健康管理；依托区域全民健康信息平台，推进"互联网＋公共卫生"服务，充分利用信息技术丰富糖尿病健康管理手段，创新健康服务模式，提高管理效果。

世界卫生组织和国际糖尿病联合会将每年的11月14日定为"世界糖尿病日"，世界各国将在这一天广泛开展糖尿病的宣传、教育和防治工作。

糖尿病健康教育的形式具有多样性，根据实际情况可采取演讲、讨论、示教与反示教、场景模拟、角色扮演、电话咨询、联谊活动和媒体宣传等教育方式。而数字化健康应用程序、互联网和物联网技术的飞速发展，以及智能手机设备和无线网络的普及程度提高，也为糖尿病健康教育管理提供了更多选择。

研究表明，接受过健康教育的患者的血糖控制效果优于未接受健康教育的患者。通过社交软件对出院的2型糖尿病患者开展健康教育，可提升患者对糖尿病足的认知、改变患者的态度及行为，改善患者的血糖水平，显现了一定的干预效果。另有研究显示，患者在应用全程健康教育干预模式下，保证了护理干预的完整性和连续性，有效促进了糖尿病患者建立健康的饮食行为、规律的运动和用药习惯，最终有效改善患者的血糖水平及生活质量。

>> 糖尿病真的可以逆转

逆转糖尿病的理念和研究始于20世纪60年代，随着国内外对糖尿病发病机制与防治研究的深入，逆转糖尿病在临床上成为可能。2019年，英国纽卡斯尔大学的罗伊·泰勒（Roy Taylor）教授领导的团队在《柳叶刀》上发表了糖尿病缓解临床试验（Diabetes Remission Clinical Trial, DiRECT）研究结果，对于平均病程5年以内且血糖控制不达标的超重和肥胖2型糖尿病患者，停止使用降血糖药物，严格控制饮食，在12个月内可以让24%的患者体重下降15千克以上，46%的患者实现糖尿病逆转。其中，减重超过15千克的患者，2型糖尿病缓解率可达86%。逆转的糖尿病患者的胰腺逐步恢复正常的形态与大小，说明2型糖尿病的逆转不仅是功能的恢复，相关生理形态也在恢复，有机会走向治愈。这一结论随后也被其他国家的大型临床试验相继证实，如芬兰的糖尿病预防研究（DPS）、美国的糖尿病预防项目转归研究（DPP-OS）等。中国大庆糖尿病预防研究在长达30年的随访中，发现生活方式干预可以显著延缓糖尿病前期患者向糖尿病发展的进程，延迟糖尿病前期转变为糖尿病的时间，中位延迟时间为4年。对于改善心血管死亡、心血管事件和脑卒中等事件的风险有非常显著的效果，同时对于糖尿病并发症有良好的防范作用。所以，在《中国2型糖尿病防治指南（2020年版）》中，已经删除了2型糖尿病是终身用药疾病的说法。

糖尿病逆转，即停用所有降糖药物，两次糖化血红蛋白正常或者接近正常。通俗点说，就是不吃降糖药、不注射胰岛素，只要通过控制饮食等生活方式的干预，血糖就能长期保持正常水平。逆转糖尿病是消除糖尿病的症状，免于糖尿病及其并发症的危害；而治愈糖尿病是根治糖尿病的病因，让身体完全回到患病前的状态。从结果上来说，逆转和治愈糖尿病并没有太大区别，都可以让身体保持健康，且不依赖降糖药物来维持血糖正常。逆转的机制主要是恢复个人血脂阈值、解除糖脂毒性或改善肠道激素和肠道菌群，使得去分化的胰岛β细胞重新具备分泌胰岛素的能力。

糖尿病逆转目前分为3种情况：部分逆转、完全逆转和长期逆转。部分逆转是指不用任何降糖药物至少3个月，糖化血红蛋白正常；完全逆转指不用任何降糖药物至少1年，糖化血红蛋白正常；长期逆转是上述的完全逆转状态持续超过5年。以上指标必须经过医院的检测后，才可以正式确认逆转成功，并且之后仍需每年复查糖化血红蛋白。

逆转2型糖尿病是一个系统工程，达成2型糖尿病逆转的概率取决于年龄、性别、病程、体质指数、初始血糖、糖化血红蛋白、血糖控制状况、胰岛功能、减重率、用药情况、接受干预的时机、并发症、伴发病和胰腺形态等多种因素。其中，病程、年龄和体质指数是 2 型糖尿病逆转的独立预测因子。此外，患者接受相关干预手段逆转 2 型糖尿病的效果除了受预测因子的影响，干预后患者行为因素可能更加重要。针对适宜的人群，采取最有效的举措，是成功逆转 2 型糖尿病的关键。需要患者需要与医生有良好的沟通，获得科学的糖尿病教育，采用个体化的合理降糖方案，同时有针对性地控制饮食和增加运动，让体重达标，才能实现糖尿病的逆转。

控制总能量的重要性

>> 身体加油站

俗话说："人是铁饭是钢，一顿不吃饿得慌。"那么我们为什么会感到饥饿呢？因为我们消耗能量后，身体会自动发出饥饿信号，此时需要通过摄入食物及时为机体补充能量，以维持生长发育和机体健康。

能量是什么？人体通过摄取食物中的产能营养素得到的维持机体各项生理功能和生命活动正常运转的能源就是能量。能量是人体日常生活活动的源动力，动动手指需要能量，站起来需要能量，抬起重物更需要能量，甚至每一次呼吸都离不开能量消耗，就像汽车行驶离不开汽油，手机运行离不开电池。能量是指某些物质在发生化学变化的过程中，以热能或者光能的形式出现的化学能，例如汽油中有大量的化学能，经过燃烧之后会释放大量的热能，能将水加热成水蒸气，又或者通过做功推动机器的运行；同理，电池也是通过化学能转化为电能带动机器做功。人体吸收能量也是类似的，但是人体只能利用来自食物中的供能物质，经生物氧化后产生化学能传输给机体。

您日常生活中是否留意过食品包装袋背后的营养成分表呢？表中的第一项就是每单位该食物提供的能量，营养学上能量的常用单位是卡（cal）和千卡（kcal）。人体每日的能量需要量是指长期保持良好的健康状态、维持良好的体形和机体构成及理想活动水平的个体或人群，达到能量平衡时所需要的膳食能量摄入量。那么一个人每天摄入多少能量才合适呢？由于个体差异（性别、年龄、体重、身高、体力活动和生长发育等），常规的能量需要量主要参考以下计算方式：总能量消耗量＝基础能量消耗 × 身体活动水平。目前公认度最高的基础能量消耗量推算公式是Schofield公式（表8-1），由于中国人的基础代谢普遍低于该方法计算的结果，所以中国营养学会建议18~59岁人群在此公式的基础上减去5%，作为相对适宜的基础能量消耗量参考量。身体活动水平就是根据生活方式或者职业将身体活动强度分为3个水平（表8-2），即轻度体力活动水平、中度体力活动水平和重度体力活动水平。

举个例子：一位男性，职业是办公室职员，年龄为35岁、体重70千

表8-1　基础能量消耗量推算公式

年龄（岁）	男	女
	kcal/d	
18~30	15.057W+692.200	14.818W+486.600
30~60	11.472W+873.100	8.126W+845.600
>60	11.711W+587.700	9.082W+658.500

注：kcal/d=千卡/天，W=体重（kg）

表8-2　中国成年人身体活动水平参考分级

活动水平	身体活动水平	生活方式	从事的职业或人群
轻度	1.50	静态生活方式/坐位工作，很少或没有重体力的休闲活动；静态生活方式/坐位工作，有时需走动或站立，但很少有重体力的休闲活动	办公室职员或精密仪器机械师，实验室助理、司机、学生、装配线工人
中度	1.75	主要是站着或者走着工作	家庭主妇、销售人员、服务员、机械师、交易员
重度	2.00（+0.30）	重体力职业工作或重体力休闲活动方式	建筑工人、农民、林业工人、矿工、运动员

注：有明显体育运动量或重体力休闲活动者（每周4~5次，每次30~60分钟），身体活动水平增加0.3

[摘自：《中国居民膳食营养素参考摄入量》（2013年版）]

克，按照轻度体力活动计算，该男子每日基础代谢能量消耗为2 388.5千卡，如果日常有运动习惯的还需补充更多的能量。一个人基础代谢消耗量越大，总能量消耗也越多，换句话说，就是需要摄入更多能量。

那么食物中有哪些人体生长发育所需的营养素呢？食物中主要包括宏量营养素和微量营养素。宏量营养素由蛋白质、脂类和碳水化合物组成，而无机盐和维生素则构成微量营养素。我们所说的摄入能量，是指食用各种食物之后，通过消化吸收获取食物中的能量，其中扛起供能大任的就是宏量营养素了。葡萄糖是人体的重要组成成分，也是能量的重要来源。日常生活中可能会碰到有人患有低血糖的毛病，时不时需要吃一颗糖或巧克力，以缓解低血糖带来的头晕不适。这是因为甜食中含有较高浓度的糖分，即碳水化合物，碳水化合物经过胃肠道的消化吸收，在小肠内转变成方便人体吸收的葡萄糖。正常人体每天需要很多的葡萄糖来提供能量，为各种组织、脏器的正常运作提供动力。

那么在日常生活中有哪些天然食物能为我们提供这些供能营养素呢？简单来说，碳水化合物包括米面及一些薯谷类，人体每日需要的能量有50%~60%由碳水化合物提供；蛋白质丰富的食物有蛋奶类，以及一些动物性食品，如鱼肉、鸡肉等；最后就是脂类，包括常见的食用油及一些坚果。膳食中含有人体不可缺少且只能从食物中获取的必需脂肪酸，比如亚油酸和α–亚麻酸，适量食用对于防治心脑血管疾病、自身免疫病及肿瘤有一定积极作用。全谷类和果蔬类能量含量较少，但是具有丰富的维生素和矿物质，且含有大量膳食纤维，有助于降低血脂。由此可见，正确选择为身体补充能量的食物种类非常重要！

>>能量跷跷板

"营养不良"这个词大家可能不陌生，在困难时期，人们经常吃不饱穿不暖，摄入的能量不足，自然容易导致营养不良，进而影响身体健康。中国营养学会发布的《中国居民膳食指南科学研究报告（2021）》显示，我国居民的营养状况明显改善，但存在膳食不平衡、高油高盐的饮食习惯，以及营养不良。这个事实让人不禁疑惑，为什么现在生活条件好了，还会出现营养不良的现象呢？

其实营养不良不仅包括能量负平衡，营养过剩也属于营养不良。这个不难理解。在过去几十年间，中国人的饮食结构发生了明显改变。生活条件好了，食物种类丰富了，谷物、蔬菜吃得少了，而肉类，尤其是猪肉吃得多了；不需要辛苦的劳作，不会消耗大量的能量，自然而然地向能量过剩发展，这也是超重和肥胖者越来越多且偏向年轻化的原因。

能量代谢就像一个"跷跷板"，饮食是我们身体能量摄入的过程，而生活方式决定了每个人的身体活动量，从而影响机体能量的消耗。能量摄入和能量消耗是组成能量平衡的主要成分。对于健康人来说，能量代谢的最佳状态应为能量平衡，即"摄入量=需要量"，但是这个"跷跷板"在日常生活中很难完全保持平衡状态。人类摄入能量很容易被外界环境影响，如摄食行为、温度变化、体力活动及精神压力等因素；同时也受到内环境因素的影响，如细胞因子、激素和神经-体液系统等。

引起能量不平衡的原因通常有二：一是吃太多，二是吃不够。第一种情况大家都不陌生，如今生活条件越来越好，有时候无法抵御美食的诱惑，说好吃"一小口"，结果吃了"一大口"的情况经常发生。殊不知这些让人食欲大开的煎炸烤物，背后竟是会让人不知不觉变胖的高油高能量。此时"摄入量＞需要量"，能量过剩了怎么办？身体可不会自动将摄入的多余能量排出去，而是如获至宝般将其藏起来——将多余的能量转化为脂肪储存在体内。长期处于能量过剩的状态，将导致超重、肥胖及相关慢性病，如糖尿病、血脂异常、心脑血管病，以及乳腺癌、前列腺癌等肿瘤。

随着我国经济的不断发展，商品和服务全球化使人们接触并接受了一些西方的饮食结构和生活方式。在外就餐时，人们偏向高脂高胆固醇、低碳水化合物和低膳食纤维等为主的不合理膳食结构，从而增加了肥胖及相关代谢性疾病的发病风险。

第二种情况是"吃不够"。假如你吃的食物总能量不能满足身体需要的能量，能量代谢"跷跷板"便会向能量负平衡倾斜。出现这种情况时，机体就会动员"仓库"以自身脂肪和肌肉方式储存的备用能量，将其代谢，为机体正常代谢所需供能，短时间内是可以作为一种消耗脂肪的形式。通俗来说，就是当"摄入量＜消耗量"时，能达到减肥的效果。减肥亘古不变的金句就是"管住嘴，迈开腿"，但追求短期快速减肥的人常有的一个误区就是简单地认为不吃饭就能瘦身成功，包括不吃米饭，或者只吃青菜不吃肉，或者一天减少一顿饭甚至两顿饭。若是加上运动的消耗，在初期当然会出现体重下降的趋势，但是不能简单地限制饮食，而是要评估身体状况，避免减肥不成反而危害身体健康。长期限制饮食会导致生长发育迟缓、消瘦无力、缺乏动力，严重的甚至危及生命。因此，能量摄入不足或过多都会影响机体健康，根据摄食和健康状况设计合理的饮食方案是十分重要的。

那怎么吃才能正确地为身体提供能量呢？对于普通成年人，可以根据2013年版的《中国居民膳食营养素参考摄入量》设计膳食能量来源，碳水化合物提供的能量应占总能量的50%~60%、脂肪占20%~30%、蛋白质占10%~15%为合适比例。

成年人的能量消耗主要用于维持基础代谢、身体活动与食物热效应。对于一个成年人来说，一日三餐可以安排如下：一日之计在于晨，不仅如此，早餐也是最重要的一餐，为了给饥饿一夜的身体补充足够的能量，可以选择馒头、面包等作为主食，辅以肉蛋类（一个鸡蛋或少量肉类食物）、一杯牛奶（约200毫升），还可以适当加一些水果或蔬菜。午餐是三餐中能量占比最高的一餐，要注意能量和营养素的搭配，应包括谷类（粗细粮搭配）、肉类（鱼、禽、肉、蛋）、蔬菜（多种类搭配）；如果午餐吃得稍微简单，比如只吃了炒粉面或者馄饨等，下午最好再吃1~2个水果，以补充维生素、膳食纤维等其他营养素。晚餐需要避免高脂高胆固醇的摄入，可以选择清淡的饮食，以蔬菜和粗纤维食物为主，低热量，切勿暴饮暴食。

但对于一些特殊人群来说，适量增加食物能量的摄入，对身体大有帮助。比如孕妇和哺乳期女性需要额外的能量用于胎儿的生长发育或者母体脂肪储备和产后恢复；婴幼儿和青少年需要足够的营养素和能量用于生长发育，但是儿童和青少年也需要控制总能量摄入，防止能量过剩导致超重或肥胖。

在日常饮食中，有些食物不仅热量高，还会影响身体代谢。想要控制体重，热量密度较高的食物能不碰就尽量不要碰！首先是添加糖食物，主要包括精制蔗糖含量高的甜食、饮料和精制米面食物。添加糖会升高食物的热量密度，100克白砂糖含有400千卡的热量，而且很容易被身体吸收。高糖饮食也是代谢综合征的危险因素之一，还会加速皮肤衰老，导致精力下降、易疲惫、龋齿。根据《中国居民膳食指南科学研究报告（2021）》推荐，每人每天摄入的糖不应超过50克，最好控制在25克以下。其次是动物脂肪，比如动物油（猪油、牛油、羊油等）及用动物油烹制的食物，相对于蛋白质和碳水化合物，同等重量的脂肪提供的能量是最高的。想要控制身体的脂肪，就要控制碗里的脂肪。最后是酒精，有人觉得酒精就是水和其他液体的混合物，热量能有多高呢？实际上，1克酒精产生的热量仅次于脂肪，有7千卡的能量。因为是液体，也更容易摄入过量，进而加重肝负担，同时增加肥胖和脂肪肝的风险。

那么吃多了怎么办？还是那句话——"少吃多动"，但是少吃不能过分减少摄入的总能量。可以将主食减半，或者选择升糖指数低的粗粮等，即用吃了不会立刻升高血糖的食物替代米饭；补充足够的蛋白质，以及最重要的部分——少吃零食。还可以将饭后散步作为日常健身的一部分，如果户外运动时间不足，导致向心性肥胖，脂质在腹部大量堆积，也就是小肚腩逐渐"成长"，那么就在条件允许的室内选择一些可行性高的健身运动，比如瑜伽、普拉提和一些徒手健身运动。科学而有效的室内运动，可以提升身体免疫力，有效缓解焦虑情绪，改善整个身体的健康状态，保证我们可以精神饱满地投入到工作、学习中，让生活更有活力。

>> 不吃糖就不会得糖尿病吗

食物能给我们带来健康强壮的体魄，也能给我们的身体健康造成威胁，带来疾病。人们对于食物的追求不再满足于充饥，随着科学技术的发展，越来越多的美食走入人们的视野，如薯片、甜品、汉堡、炸鸡、碳酸饮料和奶茶等，殊不知在享受痛快饮食的同时，这些美食也损害着身体健康。大家想想很多"富贵病"的发生不正是饮食失衡所致吗，这些美食究竟是如何摧毁我们身体健康的呢？

当前，全球非传染性慢性病患病率呈不断增长的趋势，老年人是慢性病的高危人群。除此之外，全球糖尿病发病人群在逐渐年轻化，不少肥胖儿童会同时患有糖尿病、脂肪肝等并发症。随着社会的发展，人们生活水平提高的同时，饮食结构也发生了很大的变化。饮食营养的平衡被打破，严重影响着现代人的身体健康，无节制的饮食也是现代人年纪轻轻就"发福"，从而产生疾病的根源。一千个人有一千种胖法，从现代医学的角度来说，超重或肥胖本身不算致命，但由肥胖引起的一系列代谢综合征，如糖尿病、高血压、脂肪肝、冠心病等才是威胁人类健康和生命的主要原因。

甜甜的糖果能让人心情愉悦，因为体积小不容易产生饱腹感，所以很容易食用过量，却忽略了过量摄入糖果带来的"甜蜜的负担"。很多人误以为糖尿病是由于糖吃太多引起的，这不完全正确，爱吃糖只能算是其中一个诱导因素，而且此"糖"非彼"糖"。如前文所述，糖尿病是一种特征为慢性血葡萄糖（血糖）水平升高的代谢性疾病，发病机制是由于胰岛素分泌缺陷和（或）胰岛素作用缺陷导致葡萄糖平衡失调和胰岛素代谢紊乱，分为1型糖尿病和2型糖尿病，其中2型糖尿病是由后天饮食、肥胖或者其他代谢性疾病引起的。

饮食是一把双刃剑，不单是糖果吃多了会引起糖尿病，准确地说，是高糖饮食容易引起糖尿病。葡萄糖能为机体提供能量，适量摄入碳水化合物可以维持能量平衡，但如今很多加工食物都属于高糖食品。身体最喜欢糖类物质了，因为它能够快速为身体补充能量，一旦摄入糖分，身体就会迅速启动转运机制将其消化吸收，多了也没关系，葡萄糖会转化为脂肪储存在我们体内，日积月累，就会形成肥胖。若是长期维持高糖饮食的生活习惯，身体对于糖类的吸收转化也会达到一定的耐受，胰岛负担增大，血糖就会升高。

如今"零卡""无糖"等概念成为加工食品市场新的潮流风向标，食品包装上常会出现"零卡""无糖"等字眼，这对于爱吃零食但又担心发胖的人群或者糖尿病患者无疑有着很强的吸引力。自从人们逐渐注意到过量摄入糖会对身体健康造成危害，"限糖""控糖"的理念便开始深入人心，很多食品会使用代糖来替代引起血糖升高的蔗糖。

代糖是一类与蔗糖甜度相似但不引起体内血糖变化，同时不会被人体消化吸收的食品添加剂，可以满足人们在口味和健康上的需求。对于糖尿病患者或者减肥人群来说，需要戒掉很多热爱的美食是一件很煎熬的事情，市场上出现的代糖食品可以说是"福音"了！但其实代糖也并不是完全对身体无害，代糖的出现是为了在保留食物风味的同时避免高糖对身体带来的损害，但如果长期大量摄入代糖同样会影响身体健康。无论如何，对于糖尿病患者来说，食物摄入对于身体有着重要意义，食物能带给人们幸福感，也能带给人们疾病，合理控制饮食是预防或治疗糖尿病的最好方案！

>> 间歇性断食法——试试给身体"断舍离"

俗话说"逢年过节胖三斤"，即便是平时注意饮食的人，每逢节假日也会难免少些节制，吃香喝辣，畅快一番，体重增加是不可避免的，所以不少人会在节后马上想要减肥。减肥的"真理"就是管住嘴迈开腿，而管好嘴能让迈开的腿效率更高。在健身圈饱受追捧的一种减肥方法就是间歇性断食法，又称轻断食饮食法。有研究表明，在肥胖和超重人群的饮食干预试验中，间歇性断食法结合适量运动能够有效降低体重、改善血糖和血脂等健康指标，减少饥饿感的同时增加饱腹感，这证明轻断食有利于长期稳定地减少体重。那为什么说轻断食是一种对身体的"断舍离"呢？

　　轻断食是选择进食和不进食的时间，"断舍"部分食物或者能量，从而让身体"更轻盈"。《黄帝内经》也有提到"饮食自倍，肠胃乃伤"，意思是"吃得太饱容易损伤肠胃"，这说明古人已经把控制饮食摄入作为一种治疗手段了。

　　光靠改变吃饭的时间就能达到减肥的效果，真的这么神奇吗？"轻断食"到底怎么断，什么时候断？间歇性断食法是通过按照一定进食规律，断食和自由饮食交替一段时间，来达到减重和改善身体指标目的的一种饮食疗法。首先介绍一下间歇性断食法的原理，根据断食的长短，通常有较为流行的两种方法：一是时限性断食法，要求每天进食时间控制在6~8小时之内，即16/8断食法，要求空腹16小时，剩8小时的进食时间；二是"5+2断食法"，即每周任意连续或者非连续的2天作为断食日，当天仅吃一顿中等量的餐食（500~800千卡的食物），剩下5天则根据自身需求摄入相应的能量。在断食期间，可以适量饮水、进食少量低热量的蔬菜水果，比如黄瓜和西红柿，其他食物都不允许食用。轻断食最吸引人的地方就是在进食窗口内不需要精准计算热量。

　　那么自由摄食期间就能无限量地吃东西了吗？当然不是，即便是轻断食也要控制总能量的摄入。可以选择不同的食物，但是最好不要超过每人每天身体所需摄入能量。哪些食物适合减重人群食用呢？首先为保证膳食摄入的合理性，要搭配好食物的比例及摄入量。比如一餐饭需要有足够的主食和膳食纤维、适量的蛋白质、少量的油脂和盐；主食可以选择一些粗粮，辅以动物性食物，以白肉为主，少放调味料；可以增加新鲜蔬菜的摄入量。有关轻断食的更多内容，会在之后的章节中进一步阐述。

　　除此之外，日常保持适量体育锻炼的习惯是百益而无一害的，虽说增加体力活动未必能让体重在短时间内快速下降，但是，坚持身体锻炼会让机体拥有更多高质量的肌肉、更好的心肺功能、更强的代谢能力、更优秀的体能、更充沛的精力，帮助我们远离肥胖、糖尿病和心脑血管疾病。一个月内瘦几十斤的神奇减肥法不可轻信，限制热量再适度运动，善待自己的身体，保持健康，才是长久之计。哪怕花更多的时间慢慢减重，但能使身体保持活力，获得更加健康的体魄，才是幸福的结果。

肠道菌群与 2 型糖尿病

>> 什么是益生菌和益生元

随着熬夜、不规律饮食、体力活动缺乏等不良生活方式的出现，我们的肠道菌群或多或少会出现些小问题。市面上许多含有益生菌的产品打着"通便""免疫调节""减肥"等宣传语推销商品，那么所谓可以调节肠道的益生菌到底是什么呢，与其只有一字之差的益生元是同一种东西吗？下面我们来逐一讲述。

说到肠道菌群，大部分人想到的可能还是细菌，而细菌留给大多数人的印象恐怕是负面的。与人体共生的细菌不只有好坏之分，坏的细菌通常是致病菌，好的细菌通常是益生菌，不好不坏的细菌则是条件致病菌或中性菌。也就是说，并不是所有的细菌都会致病，益生菌还会对人体产生有益的健康效应。那么，什么样的细菌才算益生菌呢？

Probiotic（益生菌）这个词来自拉丁语 *Probiotika*，意思是"对生命有益"。1954年，费迪南德·韦尔金（Ferdinand Vergin）在题为《抗生素与益生菌》（Anti-und Probiotika）一文中提出了"益生菌"一词。在这篇文章中，韦尔金将抗生素和其他抗菌剂对肠道微生物区系的有害影响与一些有益细菌的效果做了比较。1965年，D. M. 利利（D. M. Lilly）和 R. H. 史迪威（R. H. Stillwell）将益生菌描述为刺激其他微生物生长的微生物。1989年，罗伊·富勒（Roy Fuller）重新定义了益生菌，指出益生菌必需是活的微生物，且必需对宿主产生有益的影响。1998年，F. 瓜内尔（F. Guarner）和 G. J. 沙夫斯马（G. J. Schaafsma）指出，需要使用适当剂量的益生菌才能达到预期的有益效果。益生菌自问世以来，被多次重新定义和修改。

目前，据世界卫生组织等权威机构的定义，益生菌是指能定植在机体内，当摄入足够数量时，对宿主有益的活性微生物。换句话讲，应同时符合3个条件才称得上益生菌：首先，菌株决定功效；其次，活性是关键；最后，数量是保障。对于乳酸菌乳饮料，其核心竞争力并不是原料乳，而是特定的乳酸菌菌株、产品保质期内的活菌密度，以及活菌能否到达下消化道并实现增殖。

那大家经常听到的益生元又是什么呢？1995年，英国学者格伦·吉布森（Glenn Gibson）和马塞尔·罗伯弗劳德（Marcel Roberfroid）将益生元定义为未消化的食物成分，通过刺激胃肠道中单一种类或有限数量微生物的繁殖和（或）活性，改善宿主的健康状况。2004年，益生元的定义被更新为允许胃肠道中微生物的组成和（或）活动发生特定变化，从而有利于宿主健康的选择性发酵成分。2007年，联合国粮食及农业组织（FAO）和世界卫生组织将益生元定义为通过选择性地刺激一种或几种细菌的生长与活性而对宿主产生有益的影响，从而改善宿主健康的不可被消化的食物成分。这些成分通常是不可消化的碳水化合物，包括膳食纤维、低聚糖和寡糖等。

形象地讲，益生元就是益生菌的"元气"，有充足的益生元做口粮，益生菌才会活力四射，发挥"打击敌方"（抑制有害菌）、"壮大友邦"（增殖有益菌）的功能。充足的益生元来自新鲜蔬菜、水果和全谷物、薯类和豆类等，这些食物成分是轻断食食谱的必要和重要组成部分，能提供丰富的营养物质和较强的饱腹感。

既然益生菌与益生元的关系如此密切，那它们能不能联合使用呢？答案显然是肯定的，二者的组合叫作合生元，即用来描述发挥协同作用的益生菌和益生元组合。这种组合的主要目的是改善益生菌在胃肠道中的生存状况。

2019年5月，国际益生菌和益生元科学协会重新定义了合生元，即由活性微生物和能被宿主微生物选择性利用的底物组成，能够为宿主健康带来益处的益生菌和益生元组合，例如双歧杆菌和低聚果糖就是一个常见的组合。合生元通过促进益生菌在肠道内定植与增殖，同时发挥益生菌的生理活性和益生元的促生长作用，更有利于发挥健康效应。

益生菌与益生元虽然本质不同，但密切相关。只有两者强强联合，才能更有利于我们的身体健康。

>> 益生菌对人体健康有什么作用

如今，益生菌已成为世界上消费量极大的膳食补充剂之一，酸奶、奶酪、冰激凌、零食、早餐麦片和婴儿配方奶粉等食品都添加了益生菌。益生菌也被制成冷冻干燥的颗粒、药片片剂和胶囊等常见保健食品剂型。目前市面上的益生菌产品，最常见的功能就是调节机体免疫和肠道菌群。

益生菌可通过直接或间接的方式激活机体巨噬细胞和自然杀伤细胞（NK细胞）等多种免疫细胞的功能，同时还能增加某些免疫球蛋白的水平，从而起到调节免疫和控制炎症的作用。

促进消化、预防或改善腹泻是我们熟知的益生菌的功能。益生菌在被摄入体内后能够产生淀粉酶和葡萄糖苷酶等消化酶，从而促进食物的消化吸收。同时，补充益生菌不仅能平衡肠道菌群，还能调节肠道的酸碱值（pH值），从而缓解功能性便秘和腹泻等肠道问题。

广谱抗生素的滥用导致肠道中坏菌被消灭的同时，好菌也遭遇"毒手"，从而发生肠道菌群紊乱，是抗生素治疗中的常见不良反应。引起抗生素相关性腹泻的原因之一是致病细菌艰难梭菌对抗生素的耐药性增强，在肠道大量繁殖，造成感染。益生菌作为门诊的辅助治疗，能有效预防成年人和儿童的艰难梭菌相关性腹泻，将感染风险降低51%，且副作用的风险没有明显增加。

益生菌还有鲜为人知的功能。随着深入的研究，益生菌可能还有改善精神障碍的作用。与正常人群相比，重度抑郁症和焦虑症患者粪便中的微生物组成不同，这提示了肠道微生物组成与抑郁症和焦虑症等精神障碍的发展之间存在联系。大量动物实验和人群研究表明，益生菌和益生元有望改善肠道应激反应、肠内屏障和免疫反应，并最终改善精神状态。

调整肠道菌群的作用还不止于此，我们还可以从调整肠道菌群的角度来解释轻断食为什么可以带来益处。

生活中常有人开玩笑说"喝水都能胖"，其实这是有一定依据的。肥胖者肠道菌群的组成与健康体重者不同，肥胖与肠道菌群的功能和组成的变化密切相关，肠道菌群在调节能量代谢方面发挥着至关重要的作用。一些研究表明，益生菌和益生元对体重、体质指数、腰围、脂肪沉积、脂质分布和慢性炎症状态有潜在的治疗作用。并且，一些研究还发现了多种可以降低胆固醇的益生菌，如乳杆菌、双歧杆菌等。

我们明白了益生菌和益生元的关系，将有助于理解轻断食促进健康的作用机理，即首先转变能量代谢模式，其次调节肠道菌群，改善葡萄糖耐量。

一方面，肠道菌群能通过酵解食物残渣促进宿主获取额外的营养素和能量，其代谢产物次级胆汁酸和短链脂肪酸还可以作为信号分子影响食欲、胰岛素分泌和肝脏脂质转运。另一方面，肠道菌群个体小、繁殖快、结构简单、容易变异、容易受到膳食组成和进食时间的影响。高脂饮食餐后需要分泌大量胆汁酸，会杀灭不耐受胆盐的细菌，引起明显的肠道菌群失衡，双歧杆菌和乳杆菌等益生菌减少，而沙门菌属和枸橼酸杆菌等"坏细菌"增多，就会破坏肠道黏膜，导致肠道屏障功能受损，引发内毒素血症。由于肠道细菌繁殖周期多数为30分钟至24小时，断食能在较短时间内改变肠道菌群组成。

然而，在益生菌对健康影响的研究中，存在很多不确定性。首先，每项研究之间可能存在异质性。实验设计、方案、操作和数据处理都会影响结果，有时可以导致矛盾甚至相反的结果。其次，不同的菌株可能产生不同的健康效应。目前，在益生菌工业中使用的主要微生物仍然是乳杆菌和双歧杆菌属，以及乳球菌、嗜热链球菌和大肠杆菌等。虽然一些与健康相关的作用机制在多个益生菌的种属中是常见的，但其他效应可能是某些菌株特有的，或者可能需要不同菌株之间的相互作用才能产生效果。

总之，益生菌可以给我们的健康带来很多益处。随着研究的深入，益生菌的其他功能正逐步被挖掘出来。但益生菌健康效应研究中存在的不确定性也等待着我们去解决。

>> 调整肠道菌群，可以防治糖尿病

不仅肥胖者和健康体重者的肠道菌群有差别，2型糖尿病患者与非患者之间的肠道菌群也有不同。那么改善糖尿病患者肠道菌群对于糖尿病的防治有作用吗？

最近的研究表明，除遗传因素、饮食行为、缺乏体育锻炼和肥胖是糖尿病发病的主要因素，肠道菌群在糖尿病的发生和治疗中也起着关键作用，特别是在2型糖尿病中。2型糖尿病患者肠道的主要特征是中度微生态失调、产丁酸细菌减少、维生素相关基因表达减少、致炎环境及肠道通透性增加。加拿大和澳大利亚的研究人员发现，失调的肠道菌群可通过分泌次级胆汁酸刺激肠壁细胞大量分泌5-羟色胺，促进血糖水平升高，使患者长期处于持续高血糖状态，导致糖尿病的发生发展。

除胆汁酸途径，肠道菌群还可能通过短链脂肪酸来影响糖尿病的进展。短链脂肪酸是肠道菌群发酵食物产生的多种代谢产物之一，包括乙酸、丙酸和丁酸等。既往研究发现不同短链脂肪酸对糖尿病的影响存在差异，2019年荷兰千人代谢健康专项研究再次证实了这一点。该研究应用孟德尔随机化分析方法证实了肠道菌群导致糖代谢功能障碍的因果关系，提出了肠道微生物产生短链脂肪酸的变化是重要机制。研究结果还表明，粪便中丁酸含量越高，预示着胰岛素反应越好；粪便中丙酸含量

升高则会增加患2型糖尿病风险，而这些均与基因有一定关系。另一项研究表明，益生菌可以通过提高短链脂肪酸水平在2型糖尿病的预防和治疗中发挥重要作用。

短链脂肪酸的水平与肠道菌群的失调状态直接相关，特别是丁酸。研究发现在2型糖尿病患者中产生丁酸的细菌减少，尤其是肠炎玫瑰杆菌（*Roseobacter*）和假丝酵母菌（*Candida*）。正常情况下，丁酸通过刺激胰高血糖素样肽1（GLP-1）的分泌和减少脂肪细胞的炎症来改善胰岛素的分泌和胰岛素抵抗。因此，提高短链脂肪酸（特别是丁酸）水平对于缓解2型糖尿病症状是十分重要的。

中国学者研究发现，2型糖尿病患者在阿卡波糖治疗基础上采用高纤维膳食，可重建肠道菌群，改善糖脂代谢及胃肠激素和神经肽的分泌。其具体机制可能与高纤维膳食选择性富集短链脂肪酸功能菌作为改善代谢的主要生态功能群，从而引发短链脂肪酸的变化有关。

除饮食干预，长期有规律的锻炼也能为改善肠道菌群提供一定帮助，包括减少肠道霉菌过度生长、改善肠道屏障功能和减少肠道渗漏性等。肠道菌群不仅与患糖尿病的风险有关系，还可以用来预测运动是否能够预防糖尿病。香港大学徐爱民教授的团队研究了运动对39名糖尿病前期男性的肠道菌群和代谢的影响。这些参与者从未服用过治疗糖尿病的药物，他们被随机分配到对照组或接受为期3个月高强度、有监督的运动组；除了运动，其他因素维持常态，比如饮食习惯。结果发现，虽然运动组的所有参与者体重和脂肪质量的下降程度相似，但只有70%的参与者在糖代谢和胰岛素敏感性方面有显著改善。对参与者肠道菌群的分析显示，那些运动后葡萄糖代谢和胰岛素敏感性得到改善的人，其肠道菌群能够产生更多的短链脂肪酸，并分解更多支链氨基酸；而运动组中糖代谢没有改变的参与者，其肠道菌群更容易产生一些对代谢有害的化合物。这提示利用肠道菌群的特征可以预测运动是否可以成功预防糖尿病，并有助于个性化治疗。

利用益生菌调节肠道菌群组成和代谢产物，可以对葡萄糖代谢和胰岛素抵抗产生有利影响。在一些小规模的临床研究中，受试者接受了来自瘦体形捐赠者的同种异体粪便微生物群移植。移植结果表明，来自瘦体形捐赠者的粪便微生物群移植可以使患有代谢综合征的接受者的产丁酸细菌增加，并改善胰岛素敏感性。

另外，益生菌可以增加维生素D在肠道中的吸收。某些维生素及其在肠道内的受体被证明可以调节肠道菌群平衡，如维生素D和维生素D受体。维生素D受体的表达增加可能会减轻微生物的失调，增强屏障功能，减少促炎细胞因子，增加短链脂肪酸的产生。

既然维持肠道菌群平衡如此重要，我们应如何帮助"好细菌"占领一席之地呢？益生菌要想在数量上获得优势，通常依赖两个途径：一是"请外援"，通过发酵食品和益生菌制剂等得到外源性补充；二是"自己造"，通过现有的益生菌进行内源性增殖。

传统自制发酵食品一般富含特定优势菌株，但是食品制作过程缺乏统一的制作标准，极易受到环境、器具、操作人员等因素的污染而生成杂菌或毒素，因此食用时要特别注意安全性。现代工业批量生产的发酵食品有标准化的生产工艺规范和较完善的控制措施，受到杂菌和毒素污染的可能性相对小，而且益生菌的数量和活性也相对稳定，因此是相对好的摄入选择，最常见的发酵食品便是酸奶和乳酸菌饮料。不过由于应用益生菌仍存在种种不确定性，目前还未出现针对治疗2型糖尿病的特定益生菌制剂。滥用益生菌补充剂不但起不到"益生"的作用，反而可能会诱发感染和免疫失调等后果。

那么，糖尿病患者可以喝益生菌酸奶吗？当然可以喝！但在酸奶的选择上需要多加考虑。益生菌酸奶富含蛋白质、维生素和矿物质，并且属于血糖指数低的食物，对血糖的影响不大。然而，为了满足大众嗜糖的趋势和口味的多样化，许多商家会在酸奶中加入添加糖和其他风味添加剂，每100克的酸奶中含有约9克的糖。如果按照《中国居民膳食指南科学研究报告（2021）》中推荐的每日300克奶制品计算，那么一天就已经摄入了27克糖，超过了每日少于25克糖的标准。因此，在选择益生菌酸奶上，以原味酸奶、无蔗糖酸奶或木糖醇酸奶为宜。

另外，还需区分益生菌酸奶和乳酸饮料。某些乳酸饮料不属于益生菌酸奶，营养成分差别较大。乳酸饮料属于配制的含奶饮料，不是发酵乳，通常含糖量较高，不能获得与益生菌同样的功效。

糖尿病患者除了通过益生菌产品来适当补充益生菌，还可以多吃益生菌"助手"——膳食纤维。膳食纤维在肠道中被益生菌发酵，可以产生短链脂肪酸，调节酸碱值，促进益生菌繁殖，发挥一定的降糖作用。此外，膳食纤维还可以增加饱腹感、延长胃排空时间来控制食物摄入量。

在一项间歇性断食实验中，研究人员发现每天禁食16小时、持续30天的间歇性断食会让被观察者的体重减轻，同时肠道微生物发生大量重塑。肠道微生物多样性增加，并且产丁酸菌群的上调为与间歇性断食相关的健康影响提供了明显的可能的机制解释。

然而，在另一项研究中，采用持续12周的每日8小时随意进食和16小时禁食模式，结果显示受试者体重下降，但并没有显著改变肠道菌群的多样性或总体组成。由于机体的代谢情况、断食模式、断食时间等都可能对肠道菌群产生不同的影响，因此还需要通过进一步的研究来发现不同形式的间歇性断食对人类肠道菌群的影响。

调整肠道菌群被认为是改善血糖水平和治疗2型糖尿病的希望目标。最近的数据表明，二甲双胍的降糖作用是通过改变肠道菌群的组成和功能来实现的。调整肠道菌群的降糖治疗策略正在显示出初步的前景，但还需要更好地了解这些效应在人类身上的潜在作用机制。

10

全面识糖

>> 此糖非彼糖

很多人第一次听说糖尿病时，极有可能联想到是糖吃多了才会患糖尿病，此处被误解的"糖"是指精制糖，也就是生活中食用最广泛的蔗糖，包括白糖、红糖、冰糖等。而医护人员常叮嘱糖尿病患者在日常饮食中要注意控糖，彼处的"糖"就不仅指精制糖了，而是指所有的碳水化合物。

碳水化合物是一类由碳、氢、氧元素组成的有机物，因氢、氧元素的比例正好是2∶1，与水分子的元素构成比例一致，故得名碳水化合物。从化学结构上看，碳水化合物是由含6个碳原子的基本单元构成的一系列化合物，包括单糖、双糖、糖醇、寡糖及多糖。因此，营养学上习惯将碳水化合物简称为"糖"。下面就让我们一起认识甜味满满的"糖"的大家族！

单糖是最简单的糖，通常含6个碳原子，不能再被直接水解为更小分子的糖，包括葡萄糖、半乳糖和果糖。其中，葡萄糖是人体可以直接利用的能量来源，在血液、淋巴液中以游离形式存在，在天然食物中并不丰富，通常只在蜂蜜和水果中存在，具有一定的甜度。半乳糖通常不单独存在，而是参与构成双糖或寡糖。果糖广泛存在于水果及蜂蜜中，常与葡萄糖共存，相对甜度最高，可用于制作糖果和点心。

双糖是由2个相同或不同的单糖分子构成的，包括蔗糖、乳糖、麦芽糖等。蔗糖是日常生活中最普遍的食用糖，如白砂糖、绵白糖、红糖、冰糖等，由葡萄糖和果糖缩合而成，因此相对甜度较高。蔗糖广泛存在于植物的根、茎、叶、花、果实和种子中，尤其以甘蔗、甜菜和槭树汁中含量最为丰富。其中甘蔗和甜菜是世界范围内制糖业最主要的两大原料，槭树汁则是加拿大枫糖的原料。乳糖只存在于哺乳动物的乳汁中，是由葡萄糖和半乳糖缩合而成，甜度较低。麦芽糖是由两分子葡萄糖构成的，大量存在于发芽的谷粒，特别是麦芽中，是淀粉和糖原的结构成分，甜度也比较低。

糖醇是单糖的重要衍生物，包括山梨醇、甘露醇、木糖醇等，都具有一定的甜度。糖醇在体内不能被消化酶水解，其代谢不受胰岛素调节，也几乎不产生能量，可以作为甜味剂用于糖尿病患者的食品中，为患者的日常膳食增加丝丝甜蜜。同时，糖醇也不能被口腔微生物利用，具有防龋齿的作用，常用于制作木糖醇口香糖。（表10-1）

寡糖又称为低聚糖，是由3~9个单糖单位构成的聚合度较低的碳水化合物，包括棉子糖、水苏糖、低聚果糖、异麦芽低聚糖等，其甜度通常只有蔗糖的30%~60%。与糖醇类似，寡糖也不能被人体消化，只能在结肠内被双歧杆菌等益生菌发酵利用。因此，寡糖也可以作为功能性食品的辅料，部分可替代蔗糖，用于面包、糕点、酸奶、冰激凌、乳饮料、巧克力等食品的加工制作。糖尿病患者可以根据食品标签和配料表的指引合理选择。

多糖是由10个及以上的单糖缩合而成的高分子聚合物，包括淀粉和非淀粉多糖。多糖在性质上与单糖和双糖不同，一般不溶于水，也几乎没有甜味。淀粉由葡萄糖聚合而成，是日常膳食最主要的能量来源，广泛存在于谷类、薯类、杂豆和根茎类食物中，吃起来有粉糯的口感。其

表10-1 常见的糖及糖醇的相对甜度

名称	相对甜度	名称	相对甜度
葡萄糖	0.7	麦芽糖	0.4
果糖	1.2~1.8	山梨醇	0.6
蔗糖	1.0	甘露醇	0.7
乳糖	0.2	木糖醇	0.9

中，谷类的精白米面被称为细粮，玉米、小米、燕麦、荞麦等通常被称为粗（杂）粮，土豆和红薯等薯类、绿豆和红豆等杂豆、莲藕等根茎类食物也具有类似粗粮的特点，除了富含淀粉，也含有较丰富的非淀粉多糖，即膳食纤维。淀粉在胃里的排空时间较短，可被体内的淀粉酶分解为葡萄糖，迅速被机体吸收，从而导致血糖浓度急剧上升。因此，糖尿病患者的主食不宜单纯食用精白米面，而应在精白米面的基础上增加适量的粗（杂）粮。粗（杂）粮虽然也含有淀粉，但同时含有较丰富的膳食纤维。

非淀粉多糖的结构不同于淀粉，不能被人体消化酶吸收，既有利于延缓餐后血糖的吸收，又能延长胃排空时间，提供较强的饱腹感。因此，主食均衡不仅要搭配好粗粮和细粮，还要将传统上被当作菜肴对待的富含淀粉的食物纳入其中，如土豆、芋头、莲藕、山药、成熟的南瓜等。这些食物既有精白米面的粉糯口感，也有类似粗（杂）粮的营养特征，含有丰富的膳食纤维。

我们认识了众多的"糖"家族成员，丰富了对糖的认知广度，想必对控糖也有了更清晰、更广泛的认识，下面就让我们从深度上继续了解"糖"。

>> 糖在人体内的旅程

通过认识"糖"的大家族，我们了解到碳水化合物对人体血糖水平的影响最直接、最明显，那么它是如何在体内被消化、吸收，并被人体利用的呢？如果碳水化合物不足，是否还有其他途径来维持相对稳定的血糖水平？

与蛋白质和脂肪不同，碳水化合物的消化从口腔就开始了。因为口腔分泌的唾液含有 α-淀粉酶，能催化多种淀粉的 α-糖苷键水解，水解后的产物包括葡萄糖、麦芽糖和异麦芽糖等混合物。所以，当我们食用富含碳水化合物的食物，尤其是糖果，就能快速获取一定量的葡萄糖，对于发生低血糖的糖尿病患者能起到江湖救急的功能。但是，食物在口腔停留的时间短暂，唾液中的α-淀粉酶的消化作用有限，尤其是食用米饭、馒头等主食时，被分解的糖极其有限，即使是在细嚼慢咽的情况下，我们也只能体会到淡淡的甜味，这就是麦芽糖的相对甜度。

当食物经食道被推送入胃后，胃酸渗入食团，酸碱值快速下降，唾液α-淀粉酶被破坏而失去活性。同时胃液中不含任何水解碳水化合物的酶，因此碳水化合物在胃中几乎没有化学性消化。

碳水化合物的消化主要在小肠中完成，主要包括肠腔内消化和小肠黏膜上皮细胞表面的消化。其中，肠腔内消化主要是来自胰液的α-淀粉酶的水解作用；小肠黏膜上皮细胞表面的消化是在肠腔内消化基础上的进一步彻底消化，包括多种酶的分工协作，如α-糊精酶、麦芽糖酶、蔗糖酶及乳糖酶等，最终将可消化的多糖、双糖完全分解，产生大量的葡萄糖及少量的果糖、半乳糖。

这些单糖均可被小肠黏膜上皮细胞吸收，再进入小肠壁的毛细血管，汇集于门静脉而进入肝脏，最后进入大循环，运送到全身各个器官；同时，也可能有少量单糖经淋巴系统进入大循环。需要注意的是，单糖的吸收过程既有被动扩散，即在有浓度差的情况下从高浓度向低浓度转运；也有主动转运，即需要消耗一定能量，以实现逆浓度差转运。

消化吸收的葡萄糖或体内其他物质转变而来的葡萄糖进入肝脏和肌肉后，可分别合成肝糖原和肌糖原，即糖原的合成作用。当然，糖原也可分解为葡萄糖，即糖原的分解作用。对一般人而言，肝糖原的合成和分解作用对于维持血糖稳定很重要。当机体处于暂时性饥饿时，血糖水平走低，这时肝糖原分解加速，及时升高血糖使之恢复正常水平；反之，当机体饱餐后，大量的葡萄糖进入血液，血糖升高，此时肝糖原合成加快，使血糖浓度下降而恢复正常水平。此外，当严重饥饿、肝糖原耗尽时，人体组织蛋白质分解产生大量的氨基酸及体脂分解产生的甘油等成分可加速转变为葡萄糖，继续保持血糖水平相对稳定，这一过程即糖的异生作用。

　　不过，2型糖尿病患者因为胰岛素相对不足，糖代谢能力水平紊乱，肝糖原的合成和分解作用难以正常化，糖异生作用面临更大的风险，如代谢性酸中毒和酮症酸中毒等。因此，糖尿病患者的日常饮食既不宜饱餐也不宜饥饿，而是要在控制总能量的前提下，合理安排餐次，精心选择食物，在主食选择上要做到粗（杂）粮和细粮合理搭配。

　　粗（杂）粮中不能被人体消化的寡糖和膳食纤维除了增加饱腹感，延缓餐后血糖的吸收，还有什么作用呢？寡糖和膳食纤维在小肠内不能被消化，进入结肠后被双歧杆菌等肠道菌群分解，产酸产气，这一过程称为发酵。此处的"酸"指丁酸、乙酸等有机短链脂肪酸，可以被肠壁吸收，并被机体代谢；"气"则是指氢气、甲烷、二氧化碳等气体，可经呼吸或直肠排出体外。发酵过程是一种特殊的消化方式，客观上促进了肠道益生菌的生长繁殖，有利于维护肠道微生态环境的稳定。因此，不可消化的碳水化合物也对人体健康具有重要意义，营养学上将其命名为益生元，也就是让益生菌活力满满的营养物质。

　　明白了可消化碳水化合物和不可消化碳水化合物在人体中的消化、吸收和代谢旅程，我们就拓展了"糖"的认知深度。接下来，我们还需要继续了解血糖指数（GI）与血糖负荷（glycemic load, GL）。

>> 聊聊"2G"——血糖指数与血糖负荷

　　我们可能对血糖指数这个概念还比较陌生，但是糖尿病患者可能都体验过它带来的美好感受！比如说，分别吃一碗含等量碳水化合物的白米饭和燕麦米饭，后者会更有饱腹感，同时血糖变化更平稳，这就是血糖指数的体现。

　　1981年，临床医生大卫·J. 詹金斯（David J. Jenkins）在《美国临床营养学杂志》（*The American Journal of Clinical Nutrition*）中首次提到血糖指数。1998年，世界卫生组织和联合国粮食及农业组织将血糖生成指数定义为健康人食用含50克可消化碳水化合物的食物后与食用50克参考食物相比，升高的血糖应答曲线下面积的百分比。可以用公式表达为：

血糖指数=被测食物食用2小时后的血糖曲线下面积÷相当含量葡萄糖食用2小时后的血糖曲线下面积×100%

实际应用中，参考食物通常为葡萄糖。为了保证两者具有可比性，除了统一可消化碳水化合物的数量为50克，还统一餐后时间为2小时。

如图10-1所示，相对于葡萄糖，如果被测食物的曲线上升较平缓，下降也较平缓，峰高较低，峰面积较小，代表食物消化吸收较缓慢，餐后血糖波动较平稳，故血糖指数较低。

通常按血糖指数将食物分为3个等级，即高血糖指数食物（70~100）、中血糖指数食物（56~69）和低血糖指数食物（≤55）。表10-2列出了一些常见食物的血糖指数，糖尿病患者应尽量避免或少吃高血糖指数的食物，适当选择中血糖指数和低血糖指数的食物。

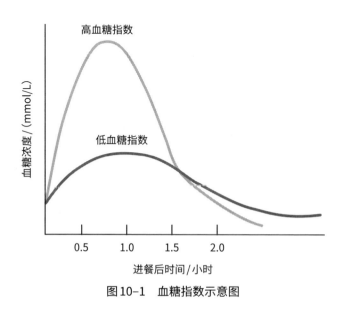

图10-1 血糖指数示意图

表10-2　常见食物的血糖指数（GI）和血糖负荷（GL）

食物种类	食物名称	能量/kcal	碳水化合物含量/%	GI	GL
谷类及其制品	油条	388.0	51.0	74.9	50.5
	薏米	361.0	71.1	30.0	21.3
	糯米饭	350.0	78.3	87.0	68.1
	黑米	341.0	72.2	80.0	57.8
	粉丝	338.0	83.7	31.0	25.9
	面条	286.0	61.9	81.6	50.5
	馒头	223.0	47.0	88.1	41.4
	米饭	116.0	25.9	83.2	21.5
	土豆	77.0	17.2	62.0	10.7
	小米粥	46.0	8.4	61.5	5.2
	大米粥	47.0	9.9	70.0	6.9
水果类	猕猴桃	61.0	14.5	53.0	7.7
	蓝莓	57.0	14.5	34.0	5.4
	苹果	54.0	13.5	36.0	4.9
	番石榴	53.0	14.2	31.0	4.4
	火龙果	59.0	13.9	25.0	3.5
	梨	50.0	13.3	36.0	4.8
	菠萝	44.0	10.8	66.0	7.1
	橙子	48.0	11.1	43.0	4.8
	葡萄	44.0	10.3	43.0	4.4
	杧果	35.0	8.3	55.0	4.6
	哈密瓜	34.0	7.9	56.0	4.4
	西瓜	26.0	5.8	72.0	4.2
	草莓	32.0	7.1	29.0	2.1
	樱桃	46.0	10.2	22.0	2.2

（续表）

食物种类	食物名称	能量/kcal	碳水化合物含量/%	GI	GL
豆类及其制品	豆腐花	401.0	84.3	50.0	42.2
	黄豆	390.0	34.2	50.0	17.1
	绿豆	329.0	62.0	27.2	16.9
	红腐乳	151.0	7.6	50.0	3.8
	豆腐干	142.0	11.5	23.7	2.7
	豆腐	82.0	4.2	50.0	3.8
	豆浆	16.0	1.1	50.0	0.6
速食食品	苏打饼干	408.0	76.2	72.0	54.9
	蛋糕	348.0	67.1	80.0	53.7
	面包	313.0	58.6	87.9	51.5
	麦片	368.0	67.3	69.0	46.4
	汤圆	311.0	44.2	87.0	38.5
	粽子	278.0	40.8	87.0	35.5
	薯片	615.0	41.9	60.3	25.3
	八宝粥	70.0	12.5	42.0	5.2
	冰激凌	127.0	17.3	50.0	8.7

　　大家注意到表中的大米粥和小米粥了吗，为什么不直接写大米和小米呢？其实，这涉及食物血糖指数值的影响因素。也就是说，食物的血糖指数会受到加工方式、成熟程度、营养成分及个体差异等因素的影响。通常烹饪加工程度越精细，食物颗粒越细小，越容易消化，血糖指数越高。以全麦粒、普通麦片和精制麦片为例，三者中精制麦片的血糖指数最高，不利于血糖控制。

　　血糖指数用数值将食物的生理学效应直观地表达出来，代表的是可消化碳水化合物对血糖影响的"质"；但没有反应出可消化碳水化合物的"量",而血糖变化还与可消化碳水化合物的数量有关,于是血糖负荷就闪亮登场了!

血糖负荷是将血糖指数与食物中可消化碳水化合物的"量"相结合,从"质"与"量"两个方面同时描述食物对血糖的综合反应。可以用公式表达为:

血糖负荷=血糖指数 × 食品中可消化碳水化合物的数量 ÷ 100

血糖负荷和血糖指数类似,也分为高、中、低3个等级,即高血糖负荷(≥20)、中血糖负荷(11~19)、低血糖负荷(≤10)。

要如何理解血糖负荷的分级呢?举个例子,西瓜的血糖负荷为72,100克西瓜的血糖负荷为4.2,属于低血糖负荷;500克西瓜的血糖负荷为21,属于高血糖负荷。可见,同一食物,数量越低,血糖负荷越低,在控制总能量和总碳水化合物的前提下,糖尿病患者也能愉快地做回"吃瓜群众"。

再举个例子,土豆和山药的血糖指数分别为62和51,二者可消化碳水化合物含量相当,而对应的血糖负荷分别为21和17,分别属于高血糖负荷和中血糖负荷。可见,含有等量可消化碳水化合物的食物,血糖指数较低者血糖负荷也较低,所以山药的升糖效应比土豆缓慢。

因此,食物血糖指数与血糖负荷的关系并不完全一致,吃少量高血糖指数的食物,血糖负荷可能低;吃大量低血糖指数的食物,血糖负荷可能高。但是,吃大量高血糖指数的食物,血糖负荷一定高!

血糖指数和血糖负荷结合使用,可以反映特定食品的一般进食量所含可消化碳水化合物的数量和质量,更贴近糖尿病患者的实际生活。这"2G"就是我们对"糖"的更深层次认识。我们从深度和广度上充分学习了糖的知识,就不难理解医护人员常叮嘱糖尿病患者在日常饮食中要注意控糖的深层含义!

11

平衡膳食是营养治疗的关键

>>营养治疗的原则有哪些

糖尿病的发生、发展都与膳食营养有密切的关系。因此，包括糖尿病前期在内的空腹血糖受损和糖耐量减低，其营养治疗都不是简单的控制饮食。对于伴有超重和肥胖的糖尿病患者，更不能简单地照搬轻断食的实施方式。

糖尿病营养治疗的目标是制订合理的营养计划和形成良好的饮食习惯，通过良好的营养供给改进患者的健康状况，减少急性和慢性并发症发生的危险。合理控制饮食有利于控制糖尿病的病情发展，尤其是轻型患者（空腹血糖≤11.1 mmol/L），单纯采用营养治疗即可达到控制血糖的目的。

糖尿病营养治疗的首要原则是在合理控制总能量的前提下，满足多种营养素的需要。碳水化合物和脂肪在代谢过程中对胰岛素的分泌有重要影响，既要控制好数量，也要重视质量。

在数量上，过高和过低的碳水化合物均不利于血糖控制，一般推荐的适宜比例为总能量的45%~55%。在血糖控制比较平稳的情况下，轻断食期间可以采用略低的供能比，以便通过蛋白质和脂肪获得较强的饱腹感。在质量方面，还要考虑食物血糖指数、淀粉类型（即直链淀粉和支链淀粉）、食物成熟度、加工精度和烹调方式等对餐后血糖的影响。总之，在控制碳水化合物总量的情况下，还要考虑其供应形式，特别是碳水化合物的消化形式和消化速度。

膳食纤维是不可消化的碳水化合物，可以分为可溶性膳食纤维和不可溶性膳食纤维。可溶性膳食纤维能吸水膨胀，吸附并延缓碳水化合物在消化道的吸收，使餐后血糖和胰岛素水平降低，还有降低胆固醇的作用。不可溶性膳食纤维能促进肠壁蠕动，加快食物通过肠道，减少吸收，具有间接缓解餐后血糖升高和减肥的作用。

　　长期进食高脂膳食会损害糖耐量，导致肥胖、高脂血症和心血管疾病的发生。为防止糖尿病患者出现心脑血管疾病并发症，必须限制膳食脂肪摄入总量，尤其是饱和脂肪酸的数量。脂肪供能比以占总能量的20%~30%为宜，对于超重和肥胖者，脂肪供能比不应超过25%，饱和脂肪酸供能比不应超过10%，避免食用动物油和肥肉。应注意的是，烹调用油和包括零食、膳食补充剂在内的所有食物都应计入。另外，虽然深海鱼油等膳食补充剂富含多不饱和脂肪酸，有降血脂和预防动脉粥样硬化的作用，但由于多不饱和脂肪酸容易氧化而产生脂质过氧化物，因此也不宜超过总能量的10%。单不饱和脂肪酸是较为理想的脂肪来源，在橄榄油、茶籽油中含量丰富，可大于总能量的12%。

　　糖尿病患者糖异生作用增强，蛋白质消耗增加，易出现蛋白质不足，为维持肌肉的形态和体积，应保证蛋白质在数量上占总能量的15%~20%，而且肉、鱼、蛋、奶等优质蛋白应占到总蛋白质的三分之一以上。需要注意的是，大豆及大豆制品也是优质的蛋白质来源，例如素鸡就是形似鸡肉的大豆制品，也叫百叶或千张，其他常见的豆制品包括豆浆、豆腐、腐竹等。

　　糖尿病患者因主食和水果摄入量受限，且体内物质代谢相对旺盛，较易发生维生素和矿物质缺乏。调节维生素和矿物质的平衡，有利于纠正糖尿病患者代谢紊乱、防治并发症。因此，摄取充足的维生素和矿物质也是糖尿病营养治疗的原则之一，其中比较重要的有维生素C，维生素E，β-胡萝卜素和维生素B_1、维生素B_2等B族维生素，比较重要的矿物质有锌、铬、硒等。

　　B族维生素可改善神经症状。病情控制不好的患者，糖异生作用旺盛，B族维生素消耗增多，可适当多食用B族维生素较多的食物，如全谷、豆类和蔬菜。维生素C可改善微血管循环，缓解糖尿病患者早期视网膜病变。新鲜蔬菜和水果是维生素C的良好来源，尤其是深色的新鲜蔬果。维生素E可预防心脑血管并发症，主要来源是植物油和植物籽粒的胚芽。

锌与胰岛素的合成、分泌、贮存、降解、生物活性及抗原性有关，能协助葡萄糖在细胞膜上的转运。缺锌时胰腺和胰岛β细胞内锌浓度下降，会导致胰岛素合成减少。锌的主要来源是动物性食物。

三价铬的复合物在人体内被称为"葡萄糖耐量因子"，有利于改善糖耐量，主要食物来源是牛肉、肝脏、蘑菇等。

硒参与一种重要的抗氧化酶（谷胱甘肽过氧化物酶）的构成，该酶具有降低机体脂质过氧化反应、保护心肌细胞等作用。

>> 膳食原则也要讲平衡

糖尿病患者的膳食不是简单的少吃某一类或某几类食物，而是科学合理的搭配食物，伴有超重或肥胖者需要采用轻断食时，更需要精心安排食谱。但是糖尿病患者的膳食模式和普通人一样，也应遵循平衡的原则。

糖尿病的膳食原则与营养原则一脉相承，是食物形式的具体体现，总体要求可以概括为：种类多样、控制总量、细化落实。

食物种类多样化是基本要求。主食粗细搭配，副食荤素搭配，每天都要吃谷薯、蔬菜水果、肉鱼蛋奶、豆类、油脂类。其中高碳水化合物低蛋白食物应少吃，尤其是传统上习惯用作副食菜肴食用的食物，包括土豆、芋头、山药、莲藕、成熟的南瓜等，这类食物更适合用来替代部分主食。

每日三餐，餐次安排应定时、定量，尤其应重视早餐。有研究显示，对于富含碳水化合物的同一顿饭，在晚餐时段吃比在早餐时段吃引发的血糖反应明显要大。也就是说，一餐饭只要富含碳水化合物，不管是血糖指数高还是低，只要在晚餐时段吃，都会对血糖稳态带来不利影响。因此，不仅要重视吃早餐，更要重视早餐的质量。

三餐饮食做到主副食搭配，既符合营养平衡的要求，又有益于胰岛素的正常分泌。注射胰岛素或口服降糖药后容易出现低血糖者，应在3次正餐之间增加2~3餐，临睡前半小时加餐更重要。加餐食物从正餐匀出25克左右主食即可，做到加餐不加量。这就是控制总能量的营养原则在膳食层面的具体体现，相对于一日三餐，三餐两点的总能量和总食量并没有增加，只不过是食物被分配到具体餐次的时间变化了。

在烹调方式方面，蒸、煮、炖、焖、烩、烤、凉拌的食物因用油少是较为适宜的选择。尽量不选择重油的香煎或油炸类食物。但这类食物往往香脆欲滴，让人难以割舍。当然，偶尔少量食用也不是绝对不行，毕竟食物除了满足生理需要，还应满足心理需要。如欲选用油炸肉类，须选挂浆的可去皮食物（如用面包碎挂浆的炸鸡腿），彻底去皮后再食用。

在具体菜式选择方面，不选择糖醋、勾芡或者挂浆的菜，如糖醋排骨、糖醋鱼、鱼香肉丝等，因为隐形的糖和淀粉会增加能量摄入。少选择或不选择碎肉制品，如火腿、香肠、肉丸、肉饼或其他成分不详的食物，因为这类食品往往含有大量的淀粉和盐。不吃菜汤汁，尤其不要用菜汤汁拌饭，因为汤汁中含有较多的油及淀粉芡汁。选用蔬菜汤、豆腐汤等清汤代替浓汤，并撇去上层的油脂。伴有高尿酸血症者还应避免食用老火汤、菌菇汤、海鲜汤等，以减少嘌呤的摄入量。

此外，可以适当多选择蔬菜增加饱腹感，尤其是新鲜的叶菜类。叶菜膳食纤维丰富，故口感相对粗糙，那么对于牙口不佳、消化功能欠缺的人，如何保障每天吃够新鲜叶菜呢？既要合理加工，保护好蔬菜的天然色泽、口感，还要通过精心搭配赋予蔬菜更丰富的色泽与口感，毕竟丰富的色香味是良好食欲的基础。例如，生菜的质地较软，急火快炒或短时烹煮既能保持鲜嫩的颜色、适宜的口感，又能最大限度地保留营养成分，但如果先过热水烫再回锅炒，将严重影响口感。再如，大白菜的色泽和口感均比较寡淡，烹调时可以搭配少许胡萝卜增色，也可以搭配少许杏鲍菇等菌菇提鲜。

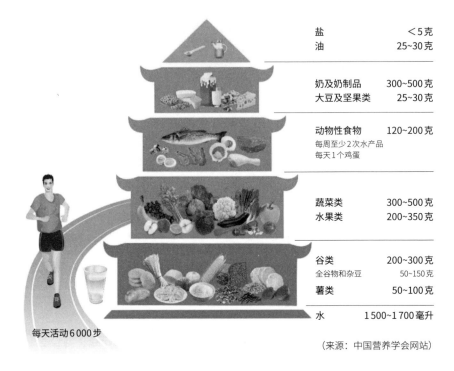

盐	＜5克
油	25~30克
奶及奶制品	300~500克
大豆及坚果类	25~30克
动物性食物	120~200克
每周至少2次水产品 每天1个鸡蛋	
蔬菜类	300~500克
水果类	200~350克
谷类	200~300克
全谷物和杂豆	50~150克
薯类	50~100克
水	1500~1700毫升

每天活动6000步

（来源：中国营养学会网站）

图11-1　中国居民平衡膳食宝塔（2022）

在饮料选择方面，应拒绝一切含糖饮料和饮品，因为饮料中的添加糖更易吸收，饱腹感差，能量却极高，是糖尿病患者的大忌，也是轻断食者的大忌。白开水是最好的饮料，但是如果不习惯寡淡的口感，建议喝淡茶水，包括绿茶、花茶等。

下面就让我们以中国居民平衡膳食宝塔（图11-1）为指引，详细了解各类食物的选择要点。只有做到心中有数，才能吃得淡定从容！

>> 主食选择有哪些"坑"

主食是指传统餐食中的主要食物，即谷薯类食物，包括谷类、薯类和杂豆（如绿豆、红豆、芸豆、鹰嘴豆等），含有丰富的碳水化合物，尤其富含淀粉。主食除了提供一半以上的膳食总能量，也是B族维生素、矿物质、膳食纤维和蛋白质的重要食物来源，在维持人体健康方面发挥着重要作用。

《中国居民膳食指南》曾多次对一般人群的膳食推荐提出"食物多样，谷类为主"的建议。在种类上建议成年人每周至少摄入5种主食，平均每天3种以上；在数量上建议成年人每天摄入谷薯类250~400克，其中全谷物和杂豆50~150克，薯类50~100克。需要注意的是，以上重量是指食物的生重。以三口之家为例，在完全没有在外就餐的情况下，每月需要23~36千克主食，扣除全谷物、杂豆和薯类，米面的总量应在11~18千克，轻食者可在此基础上按一定比例适当减少摄入量。

如果具体到每一餐的数量，按照中国工程院院士王陇德提出的浅显易懂的"10个网球"理念，即中年人饮食量每天不要超过1个网球的肉、2个网球的主食，要保证不少于3个网球的水果，不少于4个网球的蔬菜。其中，每天2个网球的（生）主食相当于每餐一个拳头大小的（熟）米饭。

全谷物是指未经精细化加工或虽经碾磨、粉碎、压片等处理仍保留了完整谷粒所具备的胚乳、胚芽、麸皮及其天然营养成分的谷物，如糙米、全麦粉、燕麦、小米等。相应地，精制谷物是指经过精细加工后保留胚乳的谷物，一般是指精白米和精白面。杂豆通常保持整粒状态食用，与全谷物概念相符，即保留了天然籽粒的全部营养成分。因此，全谷物和杂豆比精制米面含有更多的B族维生素、矿物质和膳食纤维等，但由于口感粗糙，建议占每天主食的一半左右，这样既不影响口感，又能提供所需的营养物质。而且，全谷物和杂豆与精制米面混合搭配，更容易被吸收和利用，营养更全面。

大米和小麦是我国传统的两大谷物，可分别加工为精白米和精白面，通常称为细粮，而其他谷物（如玉米、荞麦等）、杂豆和薯类则称为粗粮。粗细搭配在我国有着悠久的传统，如豆包、八宝粥等都是谷类和豆类搭配的典范。通常谷类蛋白质中赖氨酸含量低，豆类蛋白质中富含赖氨酸，但蛋氨酸含量较低，谷豆搭配，可以相互补充必需氨基酸的不足，提高蛋白质的利用率和营养价值，即蛋白质互补作用。此外，粗粮加工精度低、膳食纤维丰富，食用后饱腹感较强，产生的血糖应答较低。因此，粗细搭配是糖尿病患者和轻食者选用主食的重要原则。

除了粗细搭配，糖尿病患者和轻食者选择主食还要注意以下3个方面。

第一，警惕地方特产、传统小吃与零食。这类食物往往以精制米面为主要原料，如年糕、发糕、麻花等，有的品种虽然也加入部分粗粮，但往往经过深加工，去除了麸皮、豆皮等成分，如绿豆糕、红豆饼等。有的品种还会加入大量的糖和油，以达到丰富感官品质的目的，如月饼、肉蛋馅粽子等。有的零食还会加入较多的盐和增味剂等，以保持较好的风味和较长的保质期，如薯片、膨化米饼等。

第二，认清谷薯类菜肴，如将其作为菜肴就应减少或替换相应数量的主食。虽然大米和小麦一般不会单独作为菜肴，但是糯米蒸排骨、小麦猪肚鸡、鲜玉米排骨汤等菜肴还是比较常见的，食用这类菜肴时就需要减少相应数量的主食。杂豆和薯类通常既可以作为单一原料的菜肴，如凉拌芸豆、炒土豆丝等，也可以搭配肉类或蔬菜，如土豆烧牛肉、山药炒西芹等。食用时同样应避免和米面的单一搭配，如白米饭搭配炒土豆丝，同时还应减少主食摄入量。此外，以谷薯类作为菜肴时，切记不要采用高油、高糖、高盐的烹调方式，如油炸薯条、拔丝红薯等。

第三，部分蔬菜在成熟后富含淀粉，如南瓜、莲藕、芋头等，其特点是口感很甜和（或）很糯，如食用也应减少相应的主食，或者直接将其作为主食食用。在革命战争年代，红米饭南瓜汤就是战士们的充饥之物和能量来源，而今和平富足，也别忘了蒸南瓜、煮芋头等就是妥妥的主食，如果配上绿叶蔬菜和蛋白质丰富的肉蛋类食物，就是一顿营养平衡的简餐了，比如肉末菜心芋子糊，既有主食芋头，又有蔬菜和肉类。

避开饮食上的"坑"，在选择主食的路上就会有更大的自由度和主动权。最后，还要推荐一些优质的小众食物，部分成熟度较低的谷薯类食物因水分含量高、淀粉含量相对较低，口感清新香甜，如玉米笋、鲜玉米、青麦仁等，尽管受收割时间和保藏条件等因素限制，但仍不失为糖尿病患者和轻食者的良好主食选择。此外，部分新鲜坚果、豆类也有类似的特点，故鲜板栗、鲜毛豆等也是不错的主食。

>> 再说中国好谷物

为了宣传《中国居民膳食指南》，推广"食物多样，谷类为主"的健康理念，帮助居民正确选择营养、优质的谷物，2016年末，中国营养学会全民营养周办公室曾在国家粮食和物资储备局下属的仓储与科技司的指导和监督下，联合国家食物营养咨询委员会等多个组织和机构发起了"中国好谷物"的遴选活动，历时5个月评选出了中国好谷物十大品类，依次是：全麦粉、糙米、燕麦米/片、小米、玉米、高粱米、青稞、荞麦、薏米、藜麦。

这十大好谷物的共同特点是均为全谷物，营养价值较精白米面高，口感往往较为粗糙，因此通常建议将全谷物与精制谷物混合食用。但是十大好谷物中也不乏口感较佳者，如被称为"四小金刚"的燕麦、小米、荞麦、藜麦四种全谷物。其中藜麦、荞麦和小米的颗粒比较细小，具有容易煮熟、容易消化的特点，而燕麦的水溶性膳食纤维含量丰富，经过压片处理后极易煮熟，如果加工成更精细的速食麦片，仅需开水冲泡3分钟左右就可食用，是"小身材大能力"的典范。（表11-1）

燕麦（包括油麦或莜麦）是一类营养丰富的全谷物，无论是燕麦粒还是燕麦片都完整地保留了燕麦的全部营养。和其他谷物相比，燕麦不仅富含膳食纤维、蛋白质（其蛋白质虽然不是优质蛋白，但是含量已经接近鸡蛋的蛋白质含量），还富含β-葡聚糖、燕麦蒽酰胺、生育酚和燕麦皂苷，其中β-葡聚糖是燕麦的标志性成分，具有降血脂、降血糖等功效。燕麦消化较慢，易获得饱腹感，还具有低血糖指数、低血糖负荷

表11-1　四种全谷物与小麦粉和大米的主要营养成分对比（以100克计）

	蛋白质/克	脂肪/克	碳水化合物/克	膳食纤维/克	血糖指数
小麦粉	11.2	1.5	73.6	2.1	81.0（面条） 88.0（馒头）
大米	7.4	0.8	77.9	0.7	83.0（大米饭）
燕麦	13.2	6.5	67.7	10.1	59.0（整粒燕麦饭） 65.0（速食燕麦片）
小米	9.0	3.1	75.1	1.6	71.0
荞麦	9.5	1.7	73.0	13.3	54.0
藜麦	14.1	6.1	64.2	7.0	35.0

等特征。燕麦的优势还在于产业发展完善，产品种类较为丰富、容易购买、价格适中、食用便捷。

小米古称稷或粟，也称谷子，是中国北方，尤其是西北地区居民食用的传统的杂粮之一。在"四小金刚"中，小米的营养成分并不算突出，但是和大米相比，小米含有更丰富的脂肪（不饱和脂肪酸）、膳食纤维、维生素E、胡萝卜素和B族维生素。此外，小米的钾钠比高达66∶1，是典型的高钾低钠食物，常吃小米有助于预防高血压。"小米加步枪"常被用来形容革命战争年代的艰难困苦，即食物供给和武器装备不足，但是这并不意味着小米的适口性差。恰恰相反，小米具有良好的口感，而且烹饪简单方便，特别适合食欲不佳、消化功能不良及疾病或术后需要清淡饮食的患者食用。

荞麦是起源于中国、种植历史悠久的一种杂粮。与一般谷物不同，荞麦的蛋白质主要为清蛋白和球蛋白，赖氨酸含量丰富，与米面等谷物同食可实现蛋白质互补。荞麦的膳食纤维含量远高于精制米面，也是维生素B₁、烟酸、维生素E、铁、锰、锌等微量营养素的良好来源。荞麦的代表性功能成分是黄酮类的芦丁，苦荞麦的芦丁含量相对更丰富，对改善血脂和血管功能有一定益处。荞麦的种植范围有限，相关产业和产品不如燕麦发展得成熟和完善，常见的荞麦制品是荞麦面条和苦荞茶。日常食用建议以全谷物的荞麦粒为首选，其独特的清香特别适合与大米一起煮食。苦荞虽然含苦味素，但是完整的苦荞粒并不苦，而且苦荞的营养价值远高于甜荞，更值得尝试。

藜麦原产于南美洲安第斯山区，是印加原住民的主要食物，近年来在中国西北地区也有种植。藜麦作为一种"网红食物"，在营养成分上的确有一定优势，主要是蛋白质含量高，氨基酸组成均衡，赖氨酸（谷类的第一限制氨基酸）含量是小麦、玉米的2倍以上；膳食纤维含量为7%，高于一般谷物；还富含酚类、黄酮类、皂苷类、胆碱及植物固醇等活性物质。长期食用藜麦有助于预防各种代谢性疾病，维持健康。藜麦虽然比较小众，但是口感较好、制作方便、烹饪时间短、灵活多样，因此广受轻食者欢迎。除了单煮的藜麦粥（饭）、混煮的藜麦杂粮粥（饭），还可以用于制作沙拉、拌菜、汤菜等。

总之，在践行"食物多样，谷类为主"的原则时，除了粗粮细做，还有一个方便快捷的选择，就是用燕麦、小米、荞麦、藜麦等口感较佳的全谷物替代部分精白米面，丰富餐桌上的主食，更好地践行食物多样化原则。

>> 如何实现餐餐有蔬菜

蔬菜水果是平衡膳食的重要组成部分，富含人体所需的维生素、矿物质、膳食纤维和植物化学物。循证研究表明，提高蔬菜水果的摄入量可维持人体健康，有效降低心血管疾病、糖尿病、消化道癌症等慢性病的发病风险。在膳食指南的推荐中，果蔬不分家，但是两者既有诸多共同点，也有很多不同点，下面将分别加以阐述。

《中国居民膳食指南（2022）》建议成年人每天摄入蔬菜300~500克，

其中深色蔬菜占一半。此处的数量是指生重，对应到熟食，每餐的蔬菜应占整体膳食餐盘的一半。对于三口之家，一般全家全天需要1~1.5千克蔬菜，分配在一日三餐中，做到餐餐有新鲜蔬菜。对于传统的中式餐饮习惯而言，中晚餐有蔬菜比较容易，但是早餐有新鲜蔬菜相对较难。早餐往往准备时间不足，如何在兼顾上班上学的情况下实现早餐也有新鲜蔬菜呢？

让我们首先认识和了解蔬菜。蔬菜品种繁多，按照颜色可以分为深色蔬菜和浅色蔬菜；按照营养素构成可以分为碳水化合物类蔬菜和非碳水化合物类蔬菜；按照可食用部分可以分为叶菜类、花茎类、根菜类、鲜豆类、茄果瓜类、葱蒜类、薯芋类、水生蔬菜等。菌藻类虽然与普通蔬菜在营养成分上有差异，但往往也被当作蔬菜食用。其中深色的绿叶蔬菜最为重要，主要是因为其营养素密度高，能量密度低，而且富含大量的植物化合物，具有抗氧化、预防肿瘤、降血糖等多种生理功能。

叶菜类往往颜色较深，维生素含量也更高，尤其富含β-胡萝卜素和维生素C。考虑到潜在的农药残留风险，叶菜类需要经过充分清洗和适当浸泡，因而加工时间相对较长，如果准备早餐的时间不充足，可以少选择。建议早餐首选容易清洗切配，且适合生食的非叶菜类蔬菜，如黄瓜、西红柿、水果胡萝卜等；其次是容易清洗、无须切配，经过短时漂烫即可凉拌的蔬菜，如豆芽、海带、黑木耳等。此外，可以利用节假日等休闲时段，提前备好饺子、包子、馄饨等包馅食品做早餐，在馅料中搭配多种蔬菜，如芹菜、韭菜、白菜、西葫芦等。

解决了早餐难有新鲜蔬菜的问题，保证中晚餐有新鲜蔬菜就显得轻松容易了。不过要注意避免以下3个误区，才能真正吃对蔬菜。

第一，切莫把酱菜、腌菜、泡菜、菜干当新鲜蔬菜食用。酱菜、腌菜、泡菜在制作过程中加入了较多食盐；菜干在晒制过程中快速脱水后保持干燥，导致维生素大量损失，虽然膳食纤维得以保留，但是与新鲜蔬菜相比，营养价值已经大打折扣！当然，酱菜、腌菜、菜干在制作中产生了特殊风味，可以作为佐餐的调剂，偶尔少量食用没有问题，可以提供开心愉悦的体验感。

第二，别拿土豆、芋头等淀粉含量高的薯芋类食物当蔬菜。如果一定要将其当菜食用，一是要减少主食量，二是要尽量与其他蔬菜搭配食用，避免类似土豆丝加白米饭的搭配，具体可参考本章前文"主食选择有哪些'坑'"。

对于糖尿病患者和轻食者，还要特别注意烹调过程中的勾芡环节。芡汁的主要成分是可溶性淀粉，无疑会增加碳水化合物和能量的摄入量。因此，应注意尽量不食用勾芡的食物，如果的确是烹调工艺需要，也要尽量使用稀薄清淡的芡汁，并尽量不吃碗底沾有芡汁的部分。

第三，水果不能代替蔬菜，蔬菜只能有限地代替水果。如前所述，尽管新鲜蔬菜和水果在营养成分和健康效应方面有很多相似之处，但它们是不同的食物种类，在营养价值上各有千秋。日常的蔬菜品种远多于水果品种，总体上蔬菜（尤其是深色蔬菜）的维生素、矿物质、膳食纤维和植物化学物的含量高于水果，故水果不能代替蔬菜，但可以补充蔬菜摄入的不足。水果中碳水化合物、有机酸、芳香物质比新鲜蔬菜多，且水果食用前无须加热，其营养成分不受烹调影响，故蔬菜只能有限地代替水果，比如在短时间水果供应受限的条件下。对于轻食者或糖尿病患者而言，水果不能代替蔬菜，更重要的原因在于水果含糖更多，血糖指数往往也更高；虽然果糖的吸收机制与葡萄糖有差异，但是因为水果口感良好，极易超过合理的摄入量，所以血糖负荷也会升高。

在具体烹调方法上，能生吃的蔬菜首选中式凉拌或西式沙拉，不能生吃的蔬菜首选白灼或简单焯水后凉拌；其次是急火快炒，现做现吃；最后才是蒸、炖、焖等方法，而且通常只适合食材比较硬实的非叶菜类蔬菜，如萝卜、胡萝卜、鲜芸豆等。在具体搭配方面，提倡几种蔬菜混合食用，或者蔬菜与肉类混合食用，这样做不仅色泽、感官更愉悦人心，而且口感层次、营养价值也更丰富。想想，彩椒肉丝比青椒肉丝更赏心悦目吧！菜单上的"荷塘月色"听起来就很美很清爽，其主料是荷兰豆、莲藕片，配料是胡萝卜、黑木耳，正是一款代表性的混合蔬菜。

只要有意识地避免以上3个误区，餐餐有蔬菜也是很容易实现的！

>>如何实现营养价值上的"水果自由"

水果一般是可以直接食用、多汁且大多数有甜味的植物果实的统称。《中国居民膳食指南（2022）》建议成年人每天摄入水果200~350克，相当于一个中等大小的苹果或橙子，并建议天天吃水果。

"水果自由"是指可随心所欲地购买水果，其来源是基于"车厘子自由"和"荔枝自由"等网络流行语，是对某一阶段某些水果价格高昂的一种关注和调侃。

2010—2012年中国居民营养与健康状况监测结果显示，城乡居民平均每标准人日水果的摄入量为40.7克，远未达到膳食指南的推荐目标。《中国居民膳食指南科学研究报告（2021）》指出，我国居民日均水果摄入量仍远低于推荐标准，日均摄入量较高的城市居民也只有55.7克。不过，随着越来越多人践行"多吃蔬菜水果"的健康观，并得益于发达的物流网络和便捷的电商平台，近年来水果消费率和消费量均呈现增长趋势，但是在农村和城市的低收入家庭、部分成年群体中仍然消费不足。

相比蔬菜，水果的品种少了很多，但是绝对数量仍然可观。根据果实的形态和特性，水果大致分为六大类：第一类是浆果，如草莓、葡萄等；第二类是瓜果，如西瓜、哈密瓜等；第三类是仁果，如苹果、梨等；第四类是核果，如桃、李、杏、枣等；第五类是柑橘，如脐橙、芦柑、柚子、柠檬等；第六类是热带、亚热带水果，如香蕉、杧果、荔枝、椰子等。虽然不同的水果营养价值有差异，但是总体上具有维生素（尤其是维生素C）、矿物质（尤其是钾、镁）和膳食纤维含量丰富的特点。

商品经济理论告诉我们价格与价值并不对等，水果的营养价值与价格同样不对等。那些被调侃为"不自由"的水果往往具有物以稀为贵的特点，但营养价值未必高于价格亲民的水果。如荔枝只能产于热带或亚热带，上市时间较短，保鲜时间更短，还容易受气候条件影响，出现"收成小年"，产量低的年份价格自然就高。

对一般健康人而言，选择水果的自由度还是比较高的，品种选择不受限，数量范围较大。但对于轻食者或糖尿病患者，选择水果的自由度相对较低，在控制总量的前提下，尽量选择血糖指数值较低的品种，以及某些成熟度较低也可食用的水果品种，如青苹果、青木瓜等。

水果的甜度由水果的碳水化合物含量和糖酸比决定。通常碳水化合物含量越高，糖酸比越高、甜度越高，且糖酸比更影响甜度。水果中的碳水化合物含量大约为5%~30%，主要以小分子的双糖或单糖形式存在，包括果糖、蔗糖和葡萄糖。果糖的甜度最高，蔗糖次之，葡萄糖更低。每种水果双糖或单糖的组分和构成不，一般果糖大约占5%~13%，富含果糖的常见水果有苹果、梨、香蕉、杧果、草莓等。水果中常见的有机酸包括果酸、苹果酸、酒石酸、枸橼酸等，有的水果虽然总糖含量高，但是有机酸的含量也高，因此糖酸比较低，甜度并不高。例如葡萄，平均含糖量为10%~15%，有的品种甚至超过20%，同时酒石酸含量也高，故糖酸比并不高，且膳食纤维的含量也不高，对糖尿病患者和轻食者而言，并不是一个友好的选择。

同一品种的水果，成熟度越低，含糖量越低，如果在成熟度较低时也能食用，正是糖尿病患者和轻食者的良好选择，而且还可能带来新鲜的食物体验感。以木瓜为例，成熟的木瓜口感香甜浓郁，适合做甜品，如经典的木瓜牛奶；未成熟的青木瓜口感清脆，切成细丝做沙拉，会带来感官上的另类体验。类似地，青杧果也可以做成沙拉，亦果亦蔬，果蔬不分家！

厘清了以上这些可供选择的"自由"，还要注意下面这些"伪自由"。

果汁饮料往往含大量精制糖，但在柠檬酸等添加剂的调配下，口感可能并不是很甜，同时饱腹感极弱，血糖应答极为迅速，轻食者和糖尿病患者应严格限制饮用量。此外，鲜榨果汁的"鲜"极具迷惑性和诱惑力，相对果汁饮料，虽然没有添加糖和食品添加剂的顾虑，但是榨汁过程损失了大量的膳食纤维及部分维生素C，一般人群也不宜经常饮用，轻食者和糖尿病患者就更不适宜饮用。除了营养成分上的差异，直接吃水果的饱腹感明显强于喝等量水果加工的果汁，更有利于体重控制。对儿童和青少年而言，直接吃水果更有利于牙齿和面部肌肉的健康。

另外，正如将酱菜、腌菜、菜干当蔬菜食用是误区，将果脯、果干、水果罐头当水果食用也是误区。因为果脯和水果罐头在制作过程中既增加了含糖量，又降低了维生素含量；果干脱水过程中损失了大量维生素，并变相增加了含糖量。

对轻食者和糖尿病患者，切莫因为"水果自由"而豪横和任性。在控制总量的前提下，尽量选择血糖指数较低的水果、某些成熟度较低的水果，少喝或不喝果汁，尽量不吃果脯、果干和水果罐头，才能更好地彰显水果的价值！

>> 肉肉的世界知多少

《中国居民膳食指南（2022）》核心推荐第四条建议：适量吃鱼、禽、蛋、瘦肉。这些食物均属于动物性食物，富含蛋白质、脂类、脂溶性维生素、B族维生素和矿物质等，是平衡膳食的重要组成部分。这些食物蛋白质含量较高，氨基酸组成更符合人体需要，吸收利用率较高，但是脂肪含量和能量往往也较高，有的还含有较多的饱和脂肪酸和胆固醇，过量摄入将增加患肥胖、心血管疾病和糖尿病等代谢性疾病的风险。因此，"适量吃"是关键。

日常生活中所指的肉类包括畜肉、禽肉和鱼肉（严格地讲是水产品）。每日建议量分别是畜禽肉类40~75克，水产肉类40~75克，合计80~150克，该量是基于生重的可食用部分，大致相当于一个鸡全翅。眼下随着生活水平的提升，个人肉类消费量极易超标，很有必要把好"入口"的关，那么到底应该怎么做呢？

第一关：控制总量，分餐食用。成年人每周肉类总量不宜超过1千克，设计安排食谱时，建议以每周为单位采购肉类。考虑烹调的实际情况，早餐适宜选用蛋奶类，午餐和晚餐适宜选用肉类，做到餐餐有动物性食物。这样既可以通过混合性食物发挥蛋白质互补作用，又可以通过动物性食物增加饱腹感和进食的满足感，为控制血糖和实施轻断食提供保障。

第二关：小块烹制，合理烹调。小分量有利于实现肉类品种的多样化，还有利于控制总量。以一人份为例，午餐50克瘦猪肉、晚餐50克鸡胸肉，就实现了每日不少于2种肉类的目标，而且做到了畜禽搭配。再以三口之家的晚餐为例，一份清蒸鲈鱼（200克可食用部分）之外，还可以加一份肉片汤（50克瘦肉），一餐就实现了不少于2种肉类的目标，而且做到了畜肉和水产品搭配。在烹调方法上，首选少油或不加油的蒸、煮、炖、焖等水热或气热加工方法；次选煎、炒等油热加热方法；避免高温油炸或明火烧烤。具体可参考第12章的"烹调热加工哪家强"。

第三关：在外就餐或点外卖时，减少肉类摄入。在外就餐，尤其是多人合餐时，食物品种和数量，特别是肉类总量更容易超量，所以最根本的做法是尽量减少在外就餐。如果是多人就餐，通常建议菜品数量遵循n+1的原则，n为人数。如三口之家外出就餐，以3菜1汤或4个菜为宜，具体搭配模式可选"主荤＋副荤＋素菜＋菌藻汤"或者"主荤＋副荤＋热食素菜＋凉拌素菜"。如果是单人点外卖，也应尽量做到荤素搭配，清淡为主，具体可参考第13章的"怎样点好外卖"。

第四关：动物内脏也是肉，更需坚持适量。常见的动物内脏有肝、心、肾、肚等。这些内脏一方面含有丰富的脂溶性维生素、B族维生素、铁、锌和硒等，另一方面也含有大量的胆固醇和嘌呤。适量吃动物内脏既可以弥补日常膳食微量营养素的不足，又可以丰富食品的品种和口感。但是过量食用动物内脏将增加患心血管疾病和痛风等慢性病的风险，建议每月吃动物内脏2~3次，每次25克左右即可，相当于每月在外吃2~3次猪杂汤粉（面）。如果没有食用内脏的习惯，而且在肉类食用量足够、膳食相对均衡的情况下，大可不必刻意去吃动物内脏。

第五关：读懂标签，认清肉类加工制品。散装的肉类加工制品主要是烟熏或腌制肉类，如腊肠、腊肉、火腿、咸鱼等。这些食品在制作过程中被赋予了特殊风味，但是也使用了较多的盐，同时还存在一些食品安全问题，长期食用对一般人群尚有健康风险，糖尿病患者和轻食者就更应该少吃或不吃。包装的肉类加工制品种类繁多，包括即食成品和半成品，具有一定的风味和方便食用的特点。在购买肉类加工制品时除了看食品标签上的生产日期和保质期，还要特别关注"配料表"和"营养成分表"，如速冻肉丸中可能含有较多的淀粉，鲮鱼罐头中可能含有较多的油和盐。

如果能顺利闯过以上五关，对肉的认知就达到了新高度，可以为能量控制和血糖控制奠定良好基础。不过，要想彻底了解肉的世界，还要通过最后一关，才能"红白通吃"！

猪、牛、羊等畜类的肌肉颜色较深，呈暗红色，俗称"红肉"；鸡、鸭、鹅等禽类和水产动物的肌肉颜色较浅或接近无色，俗称"白肉"。注意此处与肥肉和皮无关，因为肥肉和皮以脂肪组织和结缔组织为主，不是肌肉！水产品脂肪含量相对较低，且含有较多的不饱和脂肪酸，可作为首选肉类；去皮禽肉脂肪含量也相对较低，且脂肪酸组成优于畜类脂肪，也是良好的选择；红肉通常含有较多的饱和脂肪酸和胆固醇，应严格控制数量。也就是说，糖尿病患者和轻食者选择肉类的原则是"白肉"优于"红肉"！

此外，需要特别点名的是兔肉。兔既不是家禽，也不是水产，但是兔肉脂肪含量很低，蛋白质含量丰富，特别适合糖尿病患者和轻食者。

>>蛋奶一家亲

蛋类和奶类都是营养价值较高、营养成分相对齐全的动物性食物。《中国居民膳食指南（2022）》建议成年人蛋类的每日摄入量为40~50克，相当于1个中等大小的鸡蛋；奶类的每日饮用量为300~500克或相当量的奶制品，300克液态奶相当于1杯200毫升的牛奶加100毫升的酸奶。

可供食用的蛋类有鸡蛋、鸭蛋、鹅蛋、鹌鹑蛋、鸽子蛋等，食用最多的是鸡蛋，常见的蛋类加工制品包括皮蛋、咸蛋、糟蛋等。常见的奶源有牛奶、羊奶、马奶等，牛奶的消费量最大，鲜奶的加工制品包括液态奶、奶粉、酸奶、奶酪和炼乳等。乳饮料不属于乳制品，其主要原料为水和牛奶，蛋白质含量仅为牛奶的三分之一。

蛋类和奶类不仅蛋白质含量丰富，而且氨基酸比例适宜，吸收率和利用率高，是重要的优质蛋白质来源，对各年龄、各生理阶段的人群均具有重要意义。轻食者、素食者更应重视蛋奶类食物的摄入，而严格限制蛋奶类食物的严格素食主义者则面临蛋白质摄入不足的风险。

蛋黄集中了较多的胆固醇，每100克蛋黄的胆固醇含量可高达1 500毫克，轻食者应严格限制摄入量。如果需要通过蛋类增加蛋白质摄入量，可以去除蛋黄，仅食用蛋白部分，但前提是每周食用超过7个鸡蛋。

全脂奶中含有一定量的脂肪，通常每100克全脂奶含3.0~3.5克脂肪，轻食者可以选择脱脂奶或低脂奶。但从成本–效益的角度讲，收益并不高，因为低脂奶的脂肪含量通常为每100克含1.0~1.5克，脱脂奶的脂肪含量为每100克含0.5克。以300克奶量计，喝低脂奶仅能减少6克脂肪，喝脱脂奶可减少约8克脂肪，而一白瓷勺烹调油就有5克脂肪。因此，相比喝低脂奶或脱脂奶，以严格限制烹调用油和控制肉类的方式限制脂肪摄入量更有意义，毕竟脱脂的过程还会造成脂溶性维生素的损失。

蛋奶类食物的烹调加工方法简单，是轻食者首选的动物性食物，尤其适合早餐或非正餐之间的加餐。蛋类既可以单独蒸、煮、炒、煎，也可以搭配其他食物原料烹制，其中以水煮蛋最好，因为完全没有额外添加油、盐等调味品。不论何种加工方法，都应注意避免时间过长、温度过高，因为高温和长时间加热既影响口感又影响消化吸收。以水煮蛋为例，水开后以小火继续煮5分钟左右即可，时间过长会造成蛋黄过度凝固，变得干硬，这也是很多人，尤其是儿童和青少年不喜欢吃蛋黄的主要原因。

液态奶、酸奶通常直接饮用，如果是从冷藏状态取出，建议在常温下放置10~20分钟，可以减少对消化道不适者的胃肠道刺激。但酸奶不宜加热，因为加热既会影响益生菌的活性，也会破坏酸奶的风味。包装的液态奶也无须加热，但是开封后应尽快饮用，如有剩余须尽快冷藏。奶粉只需冲泡即可饮用，通常12克奶粉相当于100克液态奶，尤其适合冬春季比较寒凉的天气，也适合不便运输和不便携带大体积、大重量的环境。奶酪、奶皮子是不错的浓缩奶制品，通常10克奶酪相当于100克液态奶，搭配其他食物食用别具风味。糖尿病患者和轻食者选用时应尽量选择含盐（钠）低的奶制品。

在食品加工工艺方面，鲜蛋，尤其是蛋清具有良好的起泡性，典型的食品如蛋糕；鲜奶具有良好的稳定性，代表性食品如冰激凌。糖尿病患者和轻食者在日常膳食中可以充分利用蛋奶的特性，制作营养丰富、口味上乘、变化多样的食品。

蛋奶虽然蛋白质营养价值高，营养丰富，但是某些个体可能存在蛋白质过敏或者乳糖不耐受的问题。

关于蛋白质过敏，比较常见的致敏原是蛋类食物，也有少数是奶类食物。在明确致敏原后应严格限制相应的食物，尤其是加工制品，选购时应仔细阅读食品标签上的配料表及相关风险提示。缺失的蛋白质摄入量可以通过植物性的大豆蛋白和其他动物性蛋白加以补足。

乳糖不耐受与蛋白质过敏有着本质区别，因此在食物选择上是不同的。乳糖不耐受者仍然可以选择加工乳制品，酸奶、低乳糖或去乳糖液态奶是首选；也可以少量多次饮用，并与其他水分含量较低的谷物同食，但不宜空腹饮用。因为空腹状态下牛奶通过胃肠道的时间短，乳糖不能很好地被小肠吸收而快速进入大肠，会加重乳糖不耐受的症状，如肠鸣、腹痛、腹泻等。

如果是严重的先天性乳糖不耐受者，可能会因奶类的缺失造成钙摄入量不足，可以通过豆浆、豆腐、腐竹等多种豆制品加以补充，但不宜单纯用豆浆代替牛奶，毕竟豆浆中的钙含量远低于牛奶，也不宜单纯饮用豆奶代替牛奶。此外，虾米、虾皮等海产品及芝麻酱等风味食品虽然食用量少，但是含钙量丰富，口感鲜浓，既是乳糖不耐受者的良好选择，也是轻食者实现食物多样化的途径之一。

>>"小身材大能量"的大豆和坚果

《中国居民膳食指南（2022）》推荐要经常吃豆制品、适量吃坚果，建议成年人平均每日摄入大豆25克和坚果10克。其中25克大豆大致相当于360克豆浆，或者140克南豆腐，或者70克北豆腐，或者55克豆腐干；10克坚果大致相当于10粒花生米，或者2~3个带壳核桃，或者一把半带壳葵花子。

豆类可分为大豆类和其他杂豆类。大豆具有相似的果实形状，但是种皮颜色各异，常见的有黄豆、黑豆和青豆，都富含优质蛋白质、必需氨基酸、维生素E和钾等矿物质，并含有大豆异黄酮、植物固醇等多种植物化学物，营养价值较高，是当之无愧的"豆老大"。大豆制品的品种相当丰富，除了常见的豆浆、豆腐、豆腐干、腐竹、千张等，还有发酵的臭豆腐、毛豆腐、豆豉、腐乳、纳豆等。不过大豆芽通常不算豆制品，因为发芽过程中形成了一定量的维生素C，水分较多，应归为蔬菜。其他杂豆类包括绿豆、红豆、芸豆等，主要富含淀粉，其营养价值与谷薯类较相近，故更合适当作主食。

大豆整体营养成分均衡，蛋白质含量为22%~37%，必需氨基酸比例适宜；脂肪含量为15%~20%，其中不饱和脂肪酸约占85%，亚油酸高达50%，而且富含磷脂；碳水化合物为30%~37%，近半是膳食纤维，以及相当数量的棉子糖和水苏糖。但是，未经深加工就直接烹调的大豆，其消化、吸收和利用率并不高，棉子糖、水苏糖和膳食纤维在小肠内不能被吸收，在大肠内被细菌发酵产生气体，容易引起腹胀等身体不适。此外，大豆的钾含量丰富，也含有一定量的铁、锌，但是植酸含量也高，会影响铁和锌等矿物质的利用率。

不论是发酵豆制品还是非发酵豆制品，抑或是非豆制品的豆芽，大豆深加工的意义不仅在于丰富了食物品种，还在于提高了消化率和利用率。对于非发酵的豆制品，通过浸泡、研磨、去皮、蒸煮等多道加工工序后，蛋白质利用率大幅增加；发酵豆制品在前期加工的基础上再经过发酵环节，蛋白质部分分解，更易消化吸收，还增加了维生素B_{12}、维生素K_2等营养素，同时产生了特殊的风味物质，糖尿病患者和轻食者可以有选择地食用。食用时应注意少油少盐，如毛豆腐和臭豆腐以少油煎制为宜，避免重油的煎炸方式；豆豉、腐乳含盐量极高，不宜食用或只能偶尔少量食用。

近年来鹰嘴豆逐渐受到轻食者的重视，其营养价值究竟如何呢？

鹰嘴豆是世界第二大豆类，仅次于大豆，具有和大豆相似的营养特点。鹰嘴豆蛋白质含量高，通常可达到25%左右，且必需氨基酸比例合理；脂肪含量不高，仅5%左右，且以不饱和脂肪酸为主；碳水化合物含量丰富，高达60%左右，既包括单糖、双糖、低聚糖、多糖，也包括膳食纤维；还富含B族维生素、维生素E和钾、钙等矿物质。未成熟的鹰嘴豆及其嫩叶可以生食，也可煮、炒后作为菜肴食用。成熟鹰嘴豆的食用方法与大豆类似，可以浸泡后直接烹调，制成主食或零食，如鹰嘴豆米饭、鹰嘴豆泥、香酥鹰嘴豆；也可以作为菜肴食用，如茄汁焗鹰嘴豆、鸡胸肉鹰嘴豆沙拉；还可以通过研磨等深加工方式制成豆浆、豆粉、豆皮等。

坚果在一定程度上和大豆具有相似的营养特点，即富含蛋白质、脂肪、矿物质等营养素。

坚果是常见的休闲零食，也是较好的零食和餐饮原料。按照来源通常可以分为树坚果类和果实种子类，前者包括板栗、核桃、松子、榛子、杏仁、腰果、开心果等，后者包括花生、葵花子、西瓜子、南瓜子等。想想花生油、葵花籽油等常见食用油，就明白"一把瓜子一勺油"的说法绝对靠谱。数据显示大多数坚果的脂肪含量可达50%左右，充分说明坚果是高脂高能量食物，过量食用肯定会增加超重、肥胖的风险，特别要避免在亲友聚会、看电视、刷手机时不知不觉间吃多了。但是适量吃坚果对轻食者仍然是友好的，坚果中的脂肪是"好脂肪"，主要是亚油酸、二十碳五烯酸（EPA）和二十二碳六烯酸（DHA）等多不饱和脂肪酸，还富含蛋白质、维生素、矿物质和一定的膳食纤维，适量食用有助于预防心血管疾病。

应该如何正确、健康、科学地吃坚果呢？首先，可作为零食单独吃。首选小袋独立包装的原味混合坚果，因为小包装更容易控制食用量；原味比盐焗、奶油等口味更低盐低油；混合搭配提供了多种坚果，营养成分能够更好地相互补充。其次，可作为正餐烹调入菜或制作糕点。坚果是很好的辅料，常见的菜肴如西芹腰果、松仁玉米、凉拌鲜核桃仁菠菜等，常见的糕点如杏仁饼、榛子曲奇、葵花子面包等。当然，做糕点时坚持低油低糖及多采用全麦粉制作仍然是糖尿病患者和轻食者应坚持的原则。坚果作为饮品或粥品，也是不错的选择，常见的饮品如花生核桃奶、杏仁露等；煮粥时辅以花生、板栗等坚果，将进一步提高大豆和谷类的营养价值，是践行食物多样化的良好方式。

>> 给调味品"三剑客"算笔账

调味品通常可以分为三类。第一类是基础调味品，包括油、盐、酱油、醋、糖、味精、料酒等；第二类是天然香辛料，常见的如姜、葱、蒜、辣椒、胡椒、花椒、八角、丁香、桂皮等；第三类是复合型调味品，如豆瓣酱、沙茶酱、麻婆豆腐料包、火锅底料等。

为了促进国民健康、减少慢性病的发生，《中国居民膳食指南（2022）》建议"少盐少油，控糖限酒"，培养清淡的饮食习惯。基础调味品中的油、盐、糖"三剑客"剑指健康要害，在践行指南时需重点关注，下面便逐一细说。

烹调油包括植物油和动物油，是人体必需脂肪酸和维生素E的重要来源。但是目前我国居民动物性食物摄入过多，烹调油摄入也过多，导致膳食呈高脂高能量的特点，某些群体加工食品摄入过多，进一步导致膳食脂肪酸增高，增加了患心血管疾病的风险。因此，建议每人每日膳食烹调油摄入量为25~30克。以三口之家为例，每月烹调油用量为2 250~2 700克，相当于2.5升左右。请注意，这是基于一个月内一日三餐均在家就餐的估算，考虑到在外就餐或购买现成的食品，家庭实际用油量应少于2.5升。对于需要进一步控制能量摄入的糖尿病患者和轻食者而言，实际用油量还可以略低于此水平。

对于预包装食品，应特别注意配料表中的关键信息，包括氢化植物油、人造黄油、植物奶油、起酥油等，并做到智慧选择、自我限制。如果配料表中标注了氢化或部分氢化植物油，还应注意营养标签中标示的对应反式脂肪酸含量。建议每日膳食反式脂肪酸摄入总量不超过2克。

食盐的主要成分是氯化钠，高钠增加高血压的发病风险，低钠能降低血压水平。我国居民食盐用量普遍过多，最新膳食指南建议每日摄入量不超过5克。5克盐是什么概念呢？大约相当于一个去掉胶垫的啤酒瓶盖的盐量。细算一下更直观，三口之家一个月的用盐量为5×3×30=450克，一袋500克的盐绰绰有余。不过，实际生活中还会用到其他含盐的调味品，如酱油、蚝油、豆瓣酱及黄豆酱等，以及含盐的半成品或成品食品。每5毫升酱油相当于1克盐，假设以酱油贡献的盐量占总盐量的五分之一计，同时不再用其他含盐调味品，且完全在家就餐、不吃外卖、不吃含盐的半成品和成品食品的情况下，一个三口之家每月食盐消费量应不超过360克，酱油不超过450毫升。考虑到在家吃饭和在外就餐的实际比例，大多数城镇家庭每月食盐用量200~300克、酱油用量300~400毫升是比较合理的水平。对于糖尿病患者和轻食者而言，不仅要少用可见的盐，更要少吃其他含"隐形盐"的食品，包括各种咸味酱料、咸菜、方便面料包等。

此外，味精、鸡精、鸡粉的主要成分是谷氨酸钠，其他的常见食品添加剂如碳酸钠、碳酸氢钠（小苏打）、苯甲酸钠、枸橼酸钠等，都会增加加工食品的含钠量。预包装食品的营养标签中强制要求标示钠含量，购买时应注意查看配料表和营养标签。钠与食盐的换算关系为1克食盐=400毫克钠，或者1克钠=2.5克食盐。一般而言，要注意少买少吃营养素参考值（NRV%）超过30%的含钠食品。

此外，烹制菜肴时加糖会掩盖咸味，所以不能仅凭感官品尝判断是否用盐过量。在具体控盐措施方面，建议首选定量用具，如控盐勺。

添加糖通常也称精制糖，是指人工添加到食品中的糖类，能赋予食物甜味，日常生活中使用最广泛的是蔗糖，包括红糖、白糖、冰糖。添加糖是纯热能食物，1克可以产生4千卡的能量，糖吃多了会增加能量摄入，引发龋齿，增加超重、肥胖的风险。建议每日糖摄入量不超过总能量的10%，最好不超过总能量的5%。以18~50岁成年男、女性为例，其能量需要量分别为2 250千卡和1 800千卡，每日糖摄入量上限为56克和45克，最好不超过28克和22克。

精制糖主要来自加工食品，尤其是含糖饮料和糕点、零食等。含糖饮料通常是指含糖量在5%以上的饮品。多数饮料的含糖量在8%~11%，以含糖量10%计，饮用一瓶500毫升的饮料即可喝掉50克的糖，已经远远超过女性的每日摄入量上限。很多人喜欢喝含糖饮料的原因是觉得白开水没味道，甜味能增加愉悦感和满足感，并逐渐成为习惯，口味在不知不觉中变重，甚至形成甜味依赖。少喝含糖饮料的办法是逐渐减少饮用量，或者用不含糖的其他饮品代替，如绿茶、红茶或者各种花果茶，经热水浸泡会释放出多种植物芳香化合物，让人神清气爽。当然，补充水分的最好方式是喝白开水、包装饮用水和淡茶水。

对于糕点、零食中的添加糖，也可以通过查看食物成分配料表和营养标签判断其含量。除了白砂糖、绵白糖、蔗糖，还应关注蜂蜜、果葡糖浆、玉米糖浆等成分。

对于糖尿病患者和轻食者而言，除了以上这些"隐形糖"，还要注意避免食用拔丝、糖醋、蜜汁等烹饪方法加工的食品，在轻油轻盐的基础上还要轻糖，才能控制好血糖，管理好体重。

>> 这些调味品也能撑起半边天

如前文所说，调味品分为基础调味品、天然香辛料和复合型调味品三类。如果说以油、盐、酱、醋为代表的基础调味品能撑起半边天，那么剩下的半边天无疑就是以姜、葱、蒜、辣椒、胡椒、花椒、八角、丁香、桂皮等为代表的天然香辛料。

天然香辛料含有丰富的植物化学物，在烹调时能赋予食物浓郁的香味和丰富的口感层次，从而减少基础调味品的使用，尤其是减少盐的用量，这对于轻食者和糖尿病患者的饮食尤其重要。不过，天然香辛料的种类远多于基础调味品，风味也千差万别，应该如何选择呢？

首先，尊重个体对天然香辛料的接受度。某些天然香辛料的特殊风味对一部分人来说是"香飘万里，爱之真切"，对另外一些人来说却可能是"恶臭无比，恨之入骨"，比较有代表性的是香菜（芫荽）。不喜欢香菜的人可能还真不是挑食。科学家通过现代科学仪器分析发现，香菜叶子中有40多种化合物，其中82%是醛类，17%是醇类。醛类正是香菜强烈气味的主要来源，正是讨厌香菜者所说的"肥皂味"。而不同的人对香菜的好恶差异不仅源于文化环境和饮食习惯，还存在基因的差异。在人类11号染色体上有一个特定的嗅觉受体基因*OR6A2*，该基因参与人体对气味的感觉感知，并对香菜中的醛类物质特别敏感，基因片段上有两段等位基因的人会倾向于讨厌香菜。明白了个中缘由，我们就能理解"爱香菜者恒爱之，恶香菜者恒恶之"，充分发挥同理心，在饮食指导中尊重个体选择，在外卖点餐和餐饮服务中将"忌口"作为关键信息列入订单中。

其次，合理适量地选用天然香辛料。香辛料往往具有辛辣刺激的特点，比较典型的是中餐普遍使用的"四大金刚"：葱、姜、蒜和辣椒。俗语云"姜辣嘴、蒜辣心、辣椒辣两头"，可见其辛辣能力各有所长，但辣椒之辣力最为威猛，这就是在谈及清淡饮食时，辣椒往往是第一个被"千夫所指"的原因。然而，清淡饮食主要是指少油、少盐、少糖，并不特别强调少辣或无辣。主要原因有二。第一，辣并不是一种味觉（五味是指酸、甜、苦、咸、辛），而是一种刺激性的痛觉，适度的刺激有利于减轻对咸味（盐）的依赖。有研究表明，新鲜辣椒减盐效果优于干辣椒和辣椒粉。第二，个体对辣的耐受力受地域环境和家庭习惯的影响较大，我国的湘菜、川菜通常较辣，粤菜、淮扬菜几乎不辣。因此，如果为了控糖或控制能量，让一个长期习惯吃辣的人突然断辣，显然是不可行的。我们同时也注意到一个现象，如果是"无辣不欢"的人，因为辣椒的刺激促进了食欲，导致吃得过多，尤其是主食过量了，就应适当控制辣椒的摄入量。

当然，辛辣实际上包含着辛与辣两个方面。有些天然香辛料完全不辣，仅仅是辛，而且往往具有一定的地域性和独特风味。例如花椒主要在川渝两地出产和使用，和辣椒类似，花椒所带来的麻并不是味觉，也是一种刺激性感觉。薄荷主要在安徽、云南等地出产和使用，其又辛又凉的感觉同样不是味觉，却能很好地促进食欲。

再次，巧用蔬菜水果作为天然调味料。少数植物兼有香辛料和蔬菜水果的特点，如生姜是广泛使用的香辛料，嫩生姜（即仔姜）也可以作为蔬菜食用。大多数蔬菜水果通常不能算天然香辛料，但是其特殊的风味往往具有香辛料般的调味功能，利用好这一特性就能充分地兼顾营养美味和少油少盐，为践行健康膳食带来乐趣，常见的如洋葱、韭菜、西红柿、蘑菇、海带、大豆、蛋类等。洋葱和韭菜属于葱属类植物，与葱、蒜相似，含有丰富的硫化物，口味较辛，与肉类、水产一起烹调能去除腥膻味，达到减少使用酱油、黄豆酱等酱料的目的。西红柿酸甜多汁，而且色彩鲜艳，与肉类一起烹制，既能赋予肉类鲜嫩的口感，又能减轻腥膻味，典型的菜肴如番茄炖牛肉、茄汁焖鱼等。蘑菇、海带等菌藻类蔬菜含有特定的多糖（如香菇多糖、海带多糖等）及丰富的氨基酸，在烹调过程中能赋予食物特殊的鲜味，典型的菜肴如香菇炖鸡、海带汤。蛋类含有丰富的氨基酸，鲜味浓郁，在制作菜肴时无须额外加入增鲜的味精，并且其鲜味能减轻苦味，典型的搭配如苦瓜炒鸡蛋。

了解上面这3点，想必我们已经感受到天然香辛料撑起的这半边天是如此美妙！在血糖管理和体重管理的道路上，善用天然香辛料，就能做到盘里有味，眼里有光，营养更均衡！

12

轻断食面面观

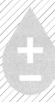

>>轻断食的前世今生

最近几年轻断食悄然流行，不仅有轻食沙拉、低脂低卡代餐、低血糖指数简餐、无糖饮料的风行，还有一众明星的站台支持，更有强大的自媒体传播。那么轻断食果真是现代人应对超重和肥胖的全新方法吗？

就中国而言，轻断食可以追溯到古代。原始社会的早期先民靠狩猎和采集获取食物，进食时间毫无规律，也缺乏食物加工和保藏技术，饥饱无度，被动断食是常有的事。进入农业社会，人们通过种植和养殖解决了食物匮乏问题，也通过发展食品风干、熏制等加工保藏技术，进一步解决了饥饱问题。同时，养成了一日两餐、一日三餐的规律性进食习惯。但是农业社会阶段仍有大量民众因为自然灾害、社会动荡等原因食不果腹，以至被动断食。

然而，人类社会进入工业社会以来，繁重的劳动逐渐被机械取代，交通工具和现代家电日新月异，人们的体力活动大幅下降。与此同时，科学技术大力促进了农业生产和食品加工制造，食物供应极为丰富，导致一日三餐能量摄入超过机体能量消耗，出现能量过剩，导致超重、肥胖和代谢性疾病的流行。尤其是进入信息化社会以来，能量过剩进一步加剧，为了改变这一局面，包括营养学家在内的专家学者开始研究主动断食，部分民众也开始实施主动断食。

虽然被动断食与主动断食的原因和出发点完全不同，但是殊途同归，最终都是减少能量摄入。这不仅有助于减重，还能控制血糖、调节血压，甚至预防癌症和延长寿命。在我国古代医典中就有断食记载，如《黄帝内经》中就有食忌疗法、饥饿疗法。现代医学上的"禁食疗法"出现在18世纪的欧洲。1911年，德国的奥托·布辛格（Otto Buchinger）博士因胆囊炎和关节炎尝试禁食，获得了不错的疗效，此后他潜心钻研，创办了第一家开展禁食治疗的医院，从此让禁食成为一种疗法。在亚洲，日本于1984年成立了专门辅导、指导断食的"断疗所"，编写教科书和辅导教材，指导人们科学断食。

因此，轻断食虽然是一个新概念，但是颇有"旧瓶装新酒"的意思，其内涵与禁食疗法、自然疗法是基本一致的，不过实施方式更加具体、更加明确。

轻断食概念的发起者是英国医学博士麦克尔·莫斯利（Michael Mosley）。2012年，英国广播公司（BBC）将莫斯利与600人共同实践轻断食的经历，拍成了一部名为《进食、断食与长寿》（*Eat, Fast, Live Longer*）的纪录片，获得了很高的收视率。之后，莫斯利趁热打铁，与咪咪·史宾赛（Mimi Spencer）合著了《轻断食：正在横扫全球的瘦身革命》（*The Fastdiet: Lose Weight, Stay Healthy, and Live Longer with the Simple Secret of Intermittent Fasting*）一书，获得众多欧美明星的追捧，让轻断食概念成为时尚风潮。之后，该书发行了30余个版本，登上了80多个国家的畅销书排行榜。轻断食传入我国后，同样受到众多明星的热捧。

从断食的目的和程度上看，禁食和轻断食之间是存在差异的。禁食是为了治疗疾病或激活机体某些功能，在短时间内不经口摄入食物，但是急性胆囊炎等疾病可能需要补充静脉营养制剂；轻断食是为了控制体重或血糖水平，并非完全不吃食物，而是主动限制食量和能量的一种主动断食行为。可见，与禁食相比，轻断食是相对温和的断食方式，因而也容易坚持。但是即便如此，实施轻断食仍然要讲究科学的方法，而不是单纯的忍饥挨饿，尤其是伴有糖尿病等代谢性疾病时，更应在专业医师或营养师的评估和指导下实施。

>>如何实施轻断食

节食减肥常常会以失败告终，主要原因在于难以坚持，还极有可能出现报复性进食，以满足生理饱腹感和心理慰藉，甚至是心理补偿。在食物供应丰富的现代社会，单纯减少食物摄入量显然不是容易的事，毕竟看着食物还挨饿是违反人体生理和心理规律的。而科学实施轻断食不仅能控制体重，也能保障人体的生理和心理平衡。

断食是一项历史悠久的与宗教相关的行为，如基督教徒在复活节前断食数天或者调整成一日两餐。轻断食正是在此基础上发展起来的一种限制能量摄入的饮食方案，主要目的是减少能量和食物摄入量，以期造成能量负平衡，即摄入能量小于消耗能量，从而促进脂肪代谢、减轻体重。

关于究竟应该怎样实施轻断食，目前尚无统一的实施标准和分类，根据其实际发展与流行情况，主要有四种方法。

第一种方法是周内"5+2"断食法，也是最经典的断食方法，即一周中有5天正常吃，其他不连续的2天将食量降到25%~30%，将能量摄入控制在500~600千卡。这种方法以周为单位做规划，只限制2天的进食量，其余5天保持正常进食量，而且限食的2天是不连续的，其优点是进餐者的总体接受度较好，自由选择的范围也较大，更容易坚持。需要注意的是，"5天正常吃"是指食物的烹调加工方式、进餐形式、食物数量等均正常，其余2天的进食量相当于减少了两餐，但是应特别注意"正常数量"并不是跟着感觉走，而是应参考性别、年龄和体力活动水平等因素对应的推荐摄入量。至于选择哪2天为断食日，必须要排除有商务应酬、家庭聚餐、朋友相聚的日期，故一般在周末安排一天，在工作日安排另一天。这种方法适合工作和学习时间灵活的人群，毕竟每天500~600千卡的能量难以满足"打工人"的脑力和体力需要。

第二种方法是隔日断食法，即一天正常吃，隔天将食量降到25%~50%，将能量摄入控制在500~1 000千卡，并鼓励多饮水，如此交替循环。这种方式比第一种方式难度更大，饥饿感更强烈，更难坚持。但是对于生活较规律者，其优势也是显而易见的，即能在相同的时间内更多地降低食量和能量，也就更容易降低体重。

第三种方法是日内断食法，是指一天中连续16~18个小时不吃东西，其余6~8小时正常进食，即16：8或18：6。每日两餐是最常见的方式，可减少300~400千卡的能量，每天进食时间保持基本一致，能保证进食的节律，因此更容易坚持。以16：8为例，有两种适宜的方案，"朝八晚四"更适合早睡早起的个体，即第一餐在早上8点左右，第二餐在下午4点左右。"朝十二晚八"更适合晚睡熬夜的个体，即第一餐在上午12点左右，第二餐在晚上8点左右。

第四种方法是果蔬汁断食法，即1个月内选择不连续的2~5天断食，只喝白开水和果蔬汁、蔬菜汤等流质食物，每日摄入热量控制在300~500千卡，属于极低能量膳食；其他时间可以正常吃。

可见，以上四种断食法的差异体现在断食频率上。因此，必需结合自身的工作和生活节律方能确定并有效实施合理的断食方法。

但是，无论何种断食方法都可能面对一个共同的问题：如何忍耐断食期的饥饿感？

从膳食本身的角度出发，首先，搭配食物应在平衡膳食的基础上充分考虑饱腹感，保证摄入主食（尤其是粗粮和全谷物）、富含膳食纤维的蔬菜水果、富含蛋白质的肉蛋奶类食物；做到"三低一高"，即低能量、低脂肪、低血糖指数、高蛋白。其次，在进食的过程中更专注于感官体验，即调动五感，全身心地享受每一口食物，而不只是停留在味觉的满足感和胃肠的饱腹感，避免机械性进食，以及由此造成的大脑饱中枢信号传导滞后而出现的进食过量。

从行为生理学的角度讲，预先假定的饥饿感是因为习惯了饱食，总觉得自己会饿，即使进食后有一定的饱腹感，也觉得少了些什么，担心可能会出现的饥饿感。这种焦虑会影响大脑，促进多巴胺的分泌，进而增加进食的欲望，还可能增加进食的速度，因大脑饱中枢信号反馈延迟，导致进食过量。如果在聚会或社交等场景下，面对丰富多样的食物，更有可能无意识地吃过量。

常言道："知己知彼，百战不殆。"在实施轻断食的道路上，我们不仅要了解食物和膳食本身，还要更多地了解自身的进食行为及影响因素，才能理性平和地对待食物，而不是和食物对抗。一旦出现不良情绪和不适症状，就要根据身体的反应做出判断，并及时调整。没有哪种方案是完美的，适合的就是好的，找到自己可以长期坚持的健康饮食习惯才是最好的。

>>轻断食不适宜哪些人

轻断食之所以能在国内外流行，一方面是人们的减重需求使然，另一方面是由其自身特点决定的。轻断食的优势在于，不需要做复杂的能量计算和食谱设计，容易操作；不需要刻意改变膳食构成，平时吃什么，断食期就吃什么；不需要准备特定食物，掌握好断食时间就行。总的来说，科学合理地实施轻断食不仅能控制体重，还可能获得其他健康益处。

科学合理的轻断食通常适合身体超重、腰围过大、血脂升高、胰岛素敏感性下降，且工作忙碌、饮食不规律、常吃外卖快餐、控制食量能力较差且缺乏精力调整饮食的人，以及有吸烟、酗酒等不良生活方式的人。尤其适用单纯性超重或肥胖者，且无明显疾患，或者仅有轻度的慢性代谢性疾病，如糖尿病、痛风患者。

那么，有没有不适合轻断食的人群呢？答案是肯定的。

从年龄上看，轻断食一般不适合18岁（尤其是16岁）以下的青少年，以及70岁以上的长者。因为青少年尚处于生长发育期，且学习任务往往比较繁重，对营养素和能量的需求比从事轻体力活动的成年人更高，无论采取哪一种断食方式，都极有可能造成营养素甚至能量摄入不足，如果缺乏合理的营养指导和膳食搭配，极易将轻断食演变成盲目的节食减肥，引起蛋白质营养不良、机体免疫力下降、感染等问题，严重者还可能继发厌食症，激素水平失衡而导致闭经等问题。随着年龄增长，老年人在食物摄取、消化、吸收等方面的功能日趋下降，再加上居住环境、购买能力和烹饪技能等影响因素，极易导致食物获取和加工困难、食欲下降及食欲不良等问题。轻断食极有可能会掩盖上述问题，进一步恶化老年人的营养状况。

从生理状态看，轻断食不适合孕产妇及哺乳期女性。尽管孕早期能量和营养素的需要量较孕前无明显变化，但是受早孕反应的影响，以及胎儿发育的必需营养素需要量持续增加，孕早期也不适宜轻断食。此外，孕期轻断食极有可能导致血糖波动，从而引发妊娠期糖尿病。因此，备孕前如处于超重或肥胖状态，最好先将体重调整到正常体重范围或接近正常体重的水平。同时，产褥期及哺乳期所需的能量和营养素均高于孕期，而且哺乳期女性营养状况不稳定将影响泌乳量和乳汁的营养成分。因此，孕产期和哺乳期女性均不适合轻断食。

从营养状态看，轻断食不适宜消瘦和营养不良的个体。为了区别大众对理想体重的误解，自2016年起，中国营养学会在《中国居民膳食指南》中已经用"健康体重"代替"理想体重"的表述。健康体重并不是视觉化的"理想体重"，正所谓"理想很丰满"，现实的健康体重也要"适度丰满"。因此，轻断食也不适用基于体质指数判断为消瘦的个体，即体质指数在18.5以下的群体。对于体质指数介于18.5~24.0的正常体重者，可以结合年龄、体脂率、腰围等指标，有限地使用轻断食。此外，部分消瘦者往往伴有消化吸收营养不良，盲目采用轻断食可能面临疾病风险，如对脂肪吸收不良的乳糜泻患者、食物过敏原导致的慢性腹泻患者。腹泻不仅会导致脱水和电解质紊乱，还会导致其他营养物质吸收障碍和肠道菌群失调。

从疾病状态看，不宜使用轻断食的群体主要包括糖尿病血糖控制不稳定者、糖尿病并发症患者、胆结石患者、严重心血管疾病患者、厌食症等进食障碍者、抑郁症等精神心理障碍者、恶性肿瘤患者等，这些患病人群应严格遵医嘱。有研究显示，血糖波动带来的风险比高血糖本身更加危险，因此，对血糖控制不稳定的糖尿病患者要谨慎使用轻断食疗法。

总之，以轻断食方式限制能量摄入，实现科学减重是阶段性的。当个体处于不同的生理阶段、疾病状态和营养状况下，应适时调整。

>> 分餐制与轻断食

分餐是餐饮文明进步的体现，往往被认为是西方的饮食文化习惯，但是分餐制实际上也是源远流长的中华饮食文化传统，其核心是用餐过程中实现餐具、菜品（饮品）之间不交叉、无混用，并相对定量。

在古代，由于生产力低下、食物匮乏，只能严格按份分食进餐。分餐制不仅见于相关史书，如《史记·孟尝君列传》《陈书·徐孝克传》，而且考古发掘和古代壁画资料等也表明我国隋唐以前是实行分餐制的，至少在汉朝以前是采用分餐制的。那么分餐制是什么时候被合餐制取代了呢？有一种说法是到了隋唐时期，一些少数民族的习惯影响中原，促使饮食方式有所改变。另一种说法是到了宋朝以后，因为推崇"和"文化思想，合餐制给饭桌增添了和乐融融的气氛。还有一种说法是明朝以后合餐制就全面盛行了。

本书无意探究分餐制的历史，但有一点是可以肯定的，分餐制曾经在中国古代盛行。当今日本和韩国的分餐制饮食文化也是因深受中国古代文化的影响而得以保留和传承的。

分餐制的好处毋庸置疑。首先，分餐有利于保证食品安全。从饮食卫生角度分析，合餐时碗筷容易交集，尤其是带有汤汁或芡汁的食物，以及形状细碎、混合度高的食物。如果有对着食物讲话的不良习惯，就极有可能通过飞沫传播细菌、病毒等有害微生物；如果有随意翻动食物的不良习惯，则有可能通过餐具和食物之间的直接接触传播病菌，如幽门螺杆菌。

其次，分餐制对于营养摄入和轻断食也有好处。不论是糖尿病患者还是轻断食者，每日摄入的膳食总能量至关重要，而控制总能量的关键之一就是控制食物份量和数量。在合餐制场景下，个人食用的食物数量难以被估计，而分餐制通过事先将食物分发到个人餐盘中，食物数量一目了然，可以有效控制食量。与此同时，通过反复强化练习，也更容易建立食物数量与营养素、食物数量与能量之间的关系。

再次，分餐制还可以避免偏食挑食。在合餐制场景下，个人自取菜肴时很可能带着个人偏好，喜欢的菜就多吃一些，不喜欢的菜就少吃甚至不吃，偏食挑食行为不易被发现。而在分餐制场景下，因为不喜欢某种食物而造成的食物剩余极易被发现。因此，分餐时如果将个人不太喜欢的菜也分一些，并尽量吃完，长期坚持将有利于纠正挑食偏食的习惯，从而更好地实现膳食平衡。

既然分餐制好处多多，那么我们应如何培养分餐习惯呢？简单来说，家庭用餐是培养分餐制的关键，餐饮单位是分餐制的引领者。根据国家市场监管总局发布的《餐饮分餐制服务指南》（GB/T 39002-2020）国家标准，餐饮场所的分餐可以采用"按位分餐""公用餐具分餐""自取分餐"等方式；除了餐具，还涉及菜品、流程等主要要素。虽然中餐菜肴烹饪技法复杂、品种繁多、难以标准化等特点为分餐制带来一定困难，但是相关组织机构已经在菜品造型、分菜技法、上菜流程等诸多环节上逐步尝试并采取相应措施，个人和家庭还有什么理由不采取分餐制呢？

影响家庭分餐制实施的关键在于餐具，在缺乏专用分餐餐具的情况下，分餐无疑需要更多的碗、盘、杯、碟，会增加清洗餐具的工作量，当然，如果能交给洗碗机也就不算事了。如果没有洗碗机呢？那就权当多做几分钟运动，毕竟家务劳动也是消耗能量的体力活动！如果一定要说分餐制的缺点，就是分餐以后食物的分量少、体积小，在气温比较低的时候，食物更容易变凉。

目前我国的家庭结构以小家庭为主，为实践分餐制提供了便利条件。按照我们的饮食习惯，米饭、面条等主食通常是用碗分装，广东地区通常还会用独立的汤碗盛汤，因此分餐制的关键是将副食分开。对于不含或只含较少许汤汁、芡汁的食物，放在餐盘的不同位置即可，有自带分隔区的餐盘就更好；对于含汤汁、芡汁较丰富的食物，再加上单独的碗或碟；对于鸡蛋、鸡腿、肉丸、香蕉等已经是单个或者容易分割的食物，既可以直接放在餐盘的不同位置分餐，也可以合餐，但是合餐时要使用公用筷子、叉子或夹子等；对于全鱼、全鸡等大件食物，应事先切割成小块；对于汤锅、火锅类只能合餐的食物，要坚持使用"公筷母勺"。

为了保障食品安全，为了长期的健康效益，为分餐制多付出一点时间、精力和体力，是完全值得的！

>>吃不惯轻食沙拉还可以凉拌

说到轻断食的食物，您首先想到的是什么？想必不少人会想到沙拉，轻食沙拉！就是那种凉凉的、生生的，以蔬菜水果为主的沙拉！对于生冷食物，国人的接受度似乎不高，更习惯菜要趁热吃。人们不仅有冷菜不好吃的生活经验，还总结出了人走茶凉、残羹冷炙的人情世故！那么，沙拉是轻断食的必要选择甚至是必需选择吗？习惯了中餐的胃能接受生冷的沙拉吗？让我们一起来揭开沙拉的"高冷面纱"吧！

沙拉是英语salad的音译，在广东、香港等地也译作"沙律"，在上海也译作"色拉"，主要分为蔬菜沙拉、水果沙拉和其他沙拉三类。其中前两类是将可以直接食用的蔬果经过清洗、去皮、切配等简单加工，再加入基础调味品或复合酱汁拌制而成的凉菜。可见，蔬果沙拉就是西式凉拌菜而已，本质上与拍黄瓜、凉拌莴笋丝、糖拌西红柿等中式生制凉菜相似，完全或者几乎不需要任何热加工。当然还有一些中式凉拌菜是需要适当热烫处理的，如凉拌西蓝花、凉拌黄花菜、凉拌菠菜等，具体的热烫时间视食物材质不同而有所差异。通常材质较软较嫩的热烫时间较短，如菠菜，一般在沸水中热烫30~60秒即可；材质较厚较硬的烫煮时间略长，如西蓝花、黑木耳等一般在沸水中烫煮3分钟左右为宜。

无论是西式沙拉还是中式凉拌菜，因为无须热加工或者热加工程度极低，能最大化地保留食物中的营养素，尤其是维生素C等水溶性的维生素。同时也能缩短加工时间，更方便快捷。

其他类沙拉的食材选择范围更广，除了生的蔬菜、水果、海鲜和奶类，还包括熟制后再放凉的肉类、粮谷类和豆类，当然有的熟食也会采用保温方式保藏。可见，这类沙拉与白切鸡、卤水拼盘等中式熟制凉菜本质上是相似的。

既然中西式凉菜如此接近，两者的主要差异是什么呢？是调料！西式沙拉一般使用沙拉酱。尽管沙拉酱有多种风味，但是基础配料主要包括色拉油（如大豆油、玉米油）、蛋黄、白醋、白糖、柠檬汁等。虽然沙拉酱口味清淡，但是质地浓厚，上桌时一般不完全拌匀，只浇在部分原料上。中式凉拌菜除了油、盐、酱、醋等基本调味料，往往还会加入姜、葱、蒜等香辛料，要与原料完全拌匀，质地比较清淡，但是口味浓郁。熟制凉菜的调料就更复杂多样，常见的有八角、桂皮、胡椒等，特别注重调味品与食材的风味融合，即"入味"，往往需要腌制一定的时间再烹调。

不论中式还是西式凉菜，通常都有色泽鲜艳、外形美观、鲜嫩爽口、解腻开胃的特点，同时食品安全风险相对较高。当然，风险是相对而言，即凉菜（包括熟制凉菜）的风险比热菜更高。主要原因在于：第一，凉菜水分含量高，而且熟制凉菜往往蛋白质含量丰富，更容易为细菌的生长繁殖提供条件；第二，熟制凉菜既要保障加热时烧熟煮透，又要保障冷却时快速降温，如温度控制不当，食物在危险温度带停留时间过长，会导致有害细菌滋生；第三，熟制凉菜在改刀过程中与操作人员的手及工具的接触机会多，更容易发生交叉污染；第四，凉菜在食用前一般不再有加热杀菌的机会，即使有再加热的机会，通常加热时间和温度都不足以杀灭有害细菌。因此，为了保障食用凉菜的安全性，首先要注意原材料及调味品的新鲜，其次要注意熟制凉菜应烧熟煮透、生熟分开、避免交叉污染，最后还要注意按需加工，尽量缩短加工与食用的时间间隔。

总之，西式沙拉和中式凉菜在原料和制作方面非常接近，差异主要体现在调味品的选用上。不论是西式沙拉还是中式凉菜，轻加工、轻制作是其被称为轻食的首要原因，不过还要记得轻油轻盐，才能让凉菜成为真正的轻食！

轻食包括沙拉，但又不仅限于沙拉，吃不惯沙拉怎么办？凉拌！这并非玩笑，凉拌还真是轻松容易的烹调方式，烹饪新手都可以行动起来！

>>凉拌菜制作三部曲

凉拌是最简单、最节能的烹饪方式，但如上文所言，相对热加工，其风险相对较高，那么在制作过程中应遵循哪些注意事项呢？

第一步是清洗去皮环节。不论冷、热加工蔬果都应先洗后切，这是烹饪的首要原则。因为切割会造成蔬果组织结构破损，"先切后洗"将会增加水溶性维生素和矿物质的流失。此外，果蔬去皮前一般需要先清洗，例如莴笋皮是不可食用的，先去皮再清洗似乎没毛病，但是不清洗就直接去皮可能会让污渍残留在莴笋表面；再如苹果、黄瓜等，不论是否食用苹果皮、黄瓜皮，先清洗都是必要的。当然，考虑到安全性，尽管部分可食用的果蔬皮含有丰富的膳食纤维和维生素，但还是建议不食用或少食用果蔬皮，因为去皮可以在一定程度上降低农药残留量和重金属残留量。

清洗的主要目的是去除食物表面污垢。蔬菜水果的清洗方法向来是大家津津乐道的话题，但作为洗涤剂的水并不是关注重点，各种洗涤助剂才是关注焦点。常见问题如：蔬果专用洗涤剂、淘米水、面粉水、小苏打、白醋，哪一种清洁效果更好？在相当长一段时间内，人们往往将清洁效果等同于农药残留清除率，如今重金属残留清除率也逐渐从科学研究进入公众视野，也就是说，在考虑清洁效果时，能同时降低农药残留量和重金属残留量的助剂才是值得推荐的。有研究表明，使用淘米水清洗蔬菜能降低蔬菜的农药残留量，但同时增加了重金属的迁移率，将淘米水中的镉等重金属转移至蔬菜，并且浸泡时间越长，迁移率越高。此外，浸泡时间越长，农药残留也更容易反渗透到蔬果内部，尤其是组织机构较疏松、质地软嫩的蔬果。考虑到洗涤剂、洗涤盐等助剂成分复杂，小苏打和白醋又有特殊的酸碱度和风味，并不适合蔬果的常规清洗，因此，一般建议先将食物表面清洗干净，再用清水浸泡10~30分钟，以获得较好的清洁效果，也更符合实际加工场景。

第二步是切配环节。其中关键是生熟分开，避免生熟交叉污染，因为细菌性污染是造成食物中毒的主要原因。具体做法包括：切生熟食的刀具、砧板等用具分开，盛装生熟食的容器分开，贮存生熟食容器的区域分开，操作人员的手部严格清洗消毒。对于家庭而言，应准备至少两块砧板和一套刀具，并根据不同材质和不同形状加以区分，如熟食用圆形木质砧板，生食用方形树脂砧板。另外，在加工蔬果时应尽量少用或不用刀具，因为切割过程中金属会促进维生素C的氧化反应，引起食品表面褐变，并可能在食品中残留金属余味，影响食品的口感和品质。典型的例子是凉拌黄瓜，有经验的人会用刀背或木棍（如擀面杖）将黄瓜拍散，再用手掰成小块后凉拌，以最大化地保留黄瓜固有的清香爽脆。不少饭店干脆将凉拌黄瓜叫作拍黄瓜，一个"拍"字突显了这道菜的灵魂，也充分说明科学切配的关键性。

第三步是热烫环节。热烫对于部分中式凉拌菜是必需的，不仅能起到熟化食物的目的，还能有效去除或杀灭有害物质，如四季豆中的皂素、西蓝花中的虫卵等。但是对于另外一些中式凉拌菜，热烫则是不必要的，如凉拌莴笋丝。因为莴笋丝水分含量高、质地脆嫩，热烫引起脱水反而影响口感。相对中式凉拌菜，西式沙拉用热烫方法处理蔬果的频率更低，时间也更短。为了有效去除细菌性污染，往往采用盐水浸泡，对于某些发生褐变反应迅速的蔬果，例如苹果，盐水浸泡能有效延缓褐变反应，保持良好的色泽。同时，为了进一步降低细菌的生长繁殖，用于加工沙拉的蔬果，不论是原料、半成品或成品都应严格冷藏，因此西式沙拉口感较为冰凉。国人对生冷食物的接受度普遍不高，尤其是年长者和有消化系统疾病的慢性病患者，相对而言，中式凉拌菜这类常温生食更容易被接受。

　　常温生食虽然更容易被接受，但是常温处在危险温度带，即5~60℃，细菌生长繁殖速度极快，每10~20分钟就可以繁殖一代，几个小时就可以由1个细菌繁殖成百万个以上的细菌，使食品安全风险大幅增加。因此，不论是中式凉菜还是西式沙拉，都建议加工后尽快食用。"尽快"是多快呢？在冷藏条件下，从加工制作完毕到食用的时间间隔不超过24小时，在热藏条件下不超过4小时，常温条件下不超过2小时。当然，凉菜和沙拉还有一个前置原则，那就是按需加工。明白了这一点，我们就更容易理解，那些卖相很好、吃完不饱的沙拉是有理由稍贵一点的，毕竟全程冷链的成本就比较高了，而且在不能实现精准按需加工的条件下损耗率也很高。

>> 熟制凉菜那些事儿

　　讲了生冷凉菜，该说说熟制凉菜了。在熟制凉菜的加工制作过程中有哪些值得注意的环节呢？熟制凉菜的食材主要包括肉类、粮谷类和豆类，后两者的加工制作与一般熟食一致，没有特别值得关注的要点，但是肉类加工值得重点关注。

首先是清洗环节。建议不要用流动水冲洗肉类，以免清洗时飞溅的水滴散布到操作台、水槽、器皿等，导致细菌交叉污染。为什么是细菌不是病毒呢？理论上不能排除通过接触食品污染病毒的可能性，但是考虑到病毒通常只能寄生在人和动物体内，不会在物品表面存活太久，故日常的主要隐患还是细菌。清洗食品时水滴飞溅的问题并不仅仅是在清洗肉类时才有，清洗蔬果等其他食物时也存在同样的问题。水滴飞溅问题可以通过使用专用洗菜盆、调节水流速度等方式来解决。

对于冷冻肉类，流动水解冻是安全快捷的解冻方式之一，且能同时达到清洗的目的。至于某些自媒体宣称肉类不必清洗就直接加工，主要是基于两方面的考虑：一是现在城市的屠宰场实行集中化管理，进入市场销售的肉类相对干净，而且商家为了卖相也会及时清洁肉类表面的污垢，但是清洁并不能杀灭有害细菌，只有高温烹调才能杀灭有害细菌；二是在肉类加工中有一个常规操作，就是常用温水或热水焯，以去除腥膻味、血污和浮沫，这其实也是一种清洗。

其次是腌制环节。虽然中西式烹饪在腌制肉类时用到的调料有差异，但是腌制的根本目的是一致的，就是提升肉类，尤其是大块肉类的口感，而且西餐中很少有小块的肉。因为肉类蛋白质和水分含量较高，在常温下长时间腌制无疑为细菌生长繁殖提供了良好条件，所以通常建议腌制时间超过2小时应加以冷藏，尤其是在我国华南、江南等地区，春夏季温度高、湿度大，更值得重视。

再次是热加工环节，也是最关键的环节。加热最主要的目的是烧熟煮透，同时杀灭有害微生物。如何判断肉类达到了烧熟煮透的程度呢？如果是小块肉类，比如肉丝、肉片，一般的经验观察或者试吃就可以判断。但是对于大块肉类，比如牛排、整只烧鸡等，应该如何判断呢？试吃显然不行；经验观察似乎有点用，但是在食物加热过程中变化因素较多，即便是经验丰富者也可能出现误判，此时就应该借助科学工具——食品中心温度计（图12-1）。

顾名思义，食品中心温度计专用于测量食品中心部位的温度，其特

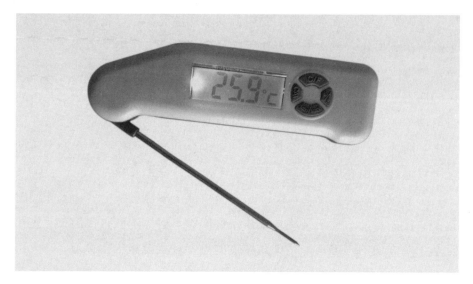

图12-1　食品中心温度计

制的探针可测量食品内部温度。通常食品中心温度达到70℃并持续15秒以上，就可以认为食品中有害细菌已被杀灭，是相对安全的。相对安全是基于科学事实和数据的基本安全，或者说是食品安全的基本保证或基本标准，但是在感官上未必符合所有人的安全认知。例如，五分熟的牛排和广式白切鸡达到了足够的中心温度和时间，却还有少量血丝，这是基于食品安全和口感体验之间的权衡。如果只考虑食品安全，中心温度达到90℃甚至100℃当然更好，但是相当一部分人可能接受不了大打折扣的口感，因此还是愿意选择这种带着少许血丝的鲜嫩爽口感。

最后环节是冷却与切配。从加工的角度看，刚刚烹调好的肉类因温度高不方便切配，而且在高温下切割肉类容易导致肉散开，难以摆盘造型，因此冷却放凉是必需的环节。如果在常温下缓慢冷却，食物处于5℃~60℃的危险温度带，容易使细菌生长繁殖，对于家庭环境下的少量制作，安全问题尚不突出，也往往容易被忽略和忽视。但是对于餐饮单位的大量加工制作，就应充分重视冷却环节，并采取相应的措施，例如减小食品的体积、用散热快的不锈钢容器盛装热食、用风扇等速凉设备加快降温等。最后，熟制凉菜的切配和生食切配一样，生熟分开、避免交叉污染仍然是最重要的原则！

>>烹调热加工哪家强

烹饪的本义是加热食物使之成熟，一般特指制作饭菜，最早见于《周易·鼎》："以木巽火亨饪也。"在古汉语中，亨即烹，解作加热，饪解作制熟，合为烹饪，通常理解为运用加热方法制作食品。烹饪与烹调词义相近，但又有所区别。烹饪是指制作菜肴的全部过程，烹调是将经过加工处理的烹饪原料用加热和加入调味品的综合方法制成菜肴的一门技术。为了便于表达，下文统一用"烹调"一词。

具体到烹调热加工方法，从传热媒介上可以分为水热、气热、油热及泥烤、盐焗等特殊加热四大类。水热可以细分为煮、炖、焖、烧、烩、煨、汆、涮等多种方法；气热可以细分为酿和蒸两种方法；油热可以细分为炸、熘、爆、炒、煎、贴等多种方法。从健康角度出发，水热和气热无疑优于油热。结合一般家庭烹调的实际情况，一般推荐多用蒸、煮、炖、焖等清淡少油的方法，少用炸、爆、烤等高温重油的方法，对于中餐菜肴中常见又必不可少的炒和煎，也应尽量少油。

那么，不同烹调加工方法对食物的消化吸收有何影响？尤其是对碳水化合物的消化吸收，以及对机体的血糖变化有何影响？

首先要明确，生的植物性食物通常比对应的熟制菜肴的血糖应答更低，原因可能是植物细胞壁有助于保护细胞内的成分不被消化。因此，不论是西式蔬果沙拉还是中式凉拌素菜，在轻断食食谱中都占有重要席位。

热加工过程中水分含量对消化速率有重要影响。因为水的渗入促使淀粉空间结构解离，所以食物更容易糊化和消化，表现为黏度增高，比较有代表性的例子是岭南地区煮粥时追求"见水不见米，见米不见水"的观感。但是如果据此认为大米粥的血糖指数高于大米饭，结论就下得过于仓促了，因为粥的水分含量比米饭高，大量的水分能起到稀释血液、降低血糖的效果。当然，这并不是鼓励轻断食者或糖尿病患者食用大米粥，毕竟大米粥的血糖指数为69，非常接近70，而血糖指数大于70即为高血糖指数食物，不利于患者控制血糖。影响粮谷类食物血糖指数的因素除了水分、温度和时间，还有加工精度，例如全麦粒、粗制麦片和精制即食麦片的血糖指数就呈依次递增趋势。因此，在针对轻断食者或糖尿病患者的主食建议中，加工精度低的粗粮始终应放在首位。

蒸汽加热是较为独特的水热方法，极具中餐风格，既能保持原料形状完整，又能保持原料的营养和风味。现代研究还发现蒸比煮更有利于降低食物的血糖指数，例如煮红薯和蒸红薯的血糖指数分别为77和51，煮土豆和蒸土豆的血糖指数分别为66和62。

相比水热和气热加工方式，油热就不大受待见了！然而，油热毕竟是烹调界的颜值担当，平底锅也好，大炒锅也好，油热后放进食物原料或煎或炒，肉类的香味四溢自不必说，连绿叶蔬菜都立即有了诱人的绿油油的光泽，更不必说炸烤时的美拉德反应。美拉德反应即羰基化合物（还原糖类）和氨基化合物（氨基酸和蛋白质）间发生的化学反应，是一种广泛存在于食品工业的非酶褐变。因此，经过炸烤的油条、面包、烤鱼、烤肉等食物色泽浓郁、香味独特。从生理和心理的角度讲，煎炸烤的食物对轻断食者或糖尿病患者有吸引力是再正常不过的事了，偶尔吃点这类食物也不必有负罪感，关键是要控制好数量和总能量。不过，从科学健康观和平衡膳食的角度讲，提倡尽量少吃高油的食物，尤其是经过高温油炸或明火烤制的食物，以减少油脂和苯并芘等潜在致癌物的摄入。

高温和高油对致癌物的生成具有协同促进作用，那么油炸对血糖指数的影响如何呢？仍以土豆为例，油炸土豆片的血糖指数为60，虽然比蒸煮的土豆有所下降，但是幅度极小。再举一个例子，油条的血糖指数为75，略低于烙饼的血糖指数80，但是变化也不大。除了血糖指数，还要考虑总能量和脂肪含量的影响，油炸食品显然不利于控制血糖，更不利于控制体重，糖尿病患者和轻断食者还是要远离油炸食品。

值得一提的是近年出现的新型小家电产品空气炸锅，从字面上看，这种小家电似乎就是油炸锅的"近亲"，但其实使用的是一种无油或低油的烹调方式。空气炸锅的原理是利用电热装置加热空气，再通过风扇让热空气在密闭空间内形成急速循环的热流，让食物受热变熟。热空气在循环过程中带走了食物表层的水分，形成类似油炸食品金黄酥脆的外观。显然，因为不用油（针对动物性食物）或很少用油（针对部分植物性食物），空气煎炸其实更接近烤，而烤是独立于油热加工的特殊烹调方式。

烤是利用辐射热能直接加热食物，例如烤土豆、北京烤鸭、广式叉烧等，通常不额外添加油。那么，烤制对食物血糖指数的影响如何呢？目前这方面的研究报道尚不多，且没有一致的变化趋势。还是以土豆为例，用传统方法烤制的土豆，血糖指数为60，比蒸煮法略低；用微波炉烤制的土豆，血糖指数为82；无油脂烧烤的土豆血糖指数则为85，后两者均大幅高于蒸煮法。至于空气炸锅加工食物的血糖指数变化，目前尚未见正式的报道。

基于以上分析，蒸、煮、炖、焖等水热或气热加工方法是最靠谱的，油热加工应尽量少用，并且要注意少油和避免长时间高温加热。可以适当使用空气炸锅等无油烤制的特殊加热方式，以更好地实现食物多样化，为实施轻断食带来乐趣和坚持的动力。

>>哪些"帅锅"值得拥有

从冷加工到热加工，在准备轻断食的路上算是有了技术保障，但是只有技术还远不够，正所谓"工欲善其事，必先利其器"，还要重视烹调所需的餐厨用具。餐厨用具是锅碗瓢盆等的总称，锅能排在首位绝不是巧合，而是其在烹调界的江湖地位和责任担当使然。如果上天只给你拥有一口锅的机会，你会选择什么锅呢？我会选择多功能电饭锅！时至今日，电饭锅的功能早已不限于煮饭和煮粥。市面上主流的电饭锅大多是集蒸、煮、炖、焖等功能于一体，甚至还有一些标配的复合功能，如制作蛋糕等甜品。电饭锅还有一些其他的好处或妙用，如焖菜时热锅下油几乎不产生油烟，酥花生米等坚果时既可以免油又可以避免焦煳。

也许有人会提出疑问：一个内胆同时煮饭和做菜会串味，该怎么办呢？的确，牛羊肉等厚味的食物自不必说，猪肉等平味的食物也可能在调料和配菜的加持下产生浓郁气味，导致饭菜串味。解决的方法可以是额外配一个内胆，即一锅两胆。或者直接购买双胆锅，这种锅有两个独立的内胆位，既可以同时使用，又可以独立使用。或者直接准备两口电饭锅，分别用于米饭和菜肴的烹饪。

回到煮饭这个最基本的功能上，因为主食对血糖的影响备受关注，近年来市面上出现了"脱糖电饭锅""控糖电饭锅""低糖电饭锅"等新型电饭锅，有的声称能沥去一部分糖分（淀粉），增加米饭的抗性淀粉，有的宣称能做发芽糙米饭。这些新型电饭锅的实际效果究竟如何呢？"沥糖"或者"脱糖"其实就是沥去米汤，把比较容易分散在水中的支链淀粉溶出，去除一部分，留下的部分以直链淀粉为主。理论上直链淀粉的消化速度较慢，且经过流程控制，煮出来的米饭较硬，咀嚼性更强，餐后血糖上升速度会略慢一些，对控制血糖和体重是有利的。但是也有证据显示脱糖米饭的血糖指数（75）并不比普通米饭的血糖指数（73）低，甚至还略高，同时淀粉含量也略高于普通米饭。不过，更应该注意的是脱糖米饭沥去的米汤不仅仅是淀粉，还有其他可溶性成分，如钾、维生素 B_1、维生素 B_2、维生素 B_6 等，因此脱糖米饭的营养价值低于普通米饭，并不利于预防和控制糖尿病，也不适合轻断食者食用。发芽糙米饭则是运用专业技术，将糙米经过一定时间的浸泡，让米粒充分吸水，制作出质地较柔软的米饭。同时，米粒发芽过程中会产生

γ-氨基丁酸等有益成分，并降低植酸含量，有利于增加铁、锌等矿物质的利用率。但是发芽糙米饭对血糖指数的变化几乎可以忽略不计（发芽糙米饭血糖指数70，普通米饭血糖指数72），而少数有利的证据也是基于短期观察，对血糖的长期改善效果尚不明确。但是这种精准化烹煮的米饭的确能改善糙米的口感，对老人、儿童和消化不良者还是有一定好处的。

　　控制主食的数量，尤其是精白米面的摄入量，同时适量食用粗粮，才是实施轻断食的关键。如果期待吃了脱糖电饭锅或降糖电饭锅煮的米饭就能降血糖，那就跑偏了，而且这类米饭的综合营养评价未必赶得上普通电饭锅煮的米饭。

　　说完"帅锅"的首选，"帅锅"的第二把交椅能留给炒锅吗？必须能！炒锅是油热烹饪的代表工具，从尖底的到平底的，从铁质的到不锈钢的，从麦饭石的到不粘涂层的，炒锅家族可谓"锅才济济"。不过国人还是习惯用圆形深口炒锅，一旦走出国门，看到满眼尽是浅口的或方或圆的平底锅就难免犯愁，这菜怎么炒？蔬菜，特别是绿叶蔬菜比较蓬松，体积往往较大，浅口锅根本容纳不下，更别说翻炒了，即便能容纳根茎类较紧实的蔬菜，翻炒时也很容易造成热油飞溅。

　　传统的铁炒锅往往是尖底的，而现在主流的炒锅大多是平底的。炒锅形状会影响加热效果，圆形更容易聚热，因而更适合讲究火候的中餐。当然，炒锅的本领并不仅仅是炒，还可用于煎、炸、熘、爆等油热烹饪方式及焖、烧等水热烹饪方式。

　　平底锅也是油热加工的代表工具，但是和炒锅在用途上还是有明显区别的。平底锅更适合少油的煎制，适合无须频繁翻动食物，并且容纳的食物分量和体积较小，因此在西式菜肴烹调中使用更广泛。

　　除了以上三大高频亮相的锅，还有一众排队的蒸锅、炖锅、砂锅、焖烧锅、压力锅……这么多锅该怎么选呢？如果厨房够大，清洁工作也不在话下，当然是多多益善。烹调时多口锅同时上阵，会大大节约烹饪时间。而且不同的锅侧重不同的烹调方法，使用起来也更自如，比如煎鱼时用平底锅肯定比用炒锅好，蒸鱼时用蒸锅肯定比用电饭锅好。

　　那如果厨房不能存放太多锅具，应该如何取舍呢？首要原则是烹调方法决定锅具，其次是考虑饮食习惯。既然蒸、煮、炖、焖等是首选的烹调方法，以水或蒸汽为媒介加热的多功能电饭锅自然是首选；炒锅和煎锅更符合中式菜肴的加工特点；如果在两广地区，煲汤的砂锅或炖锅恐怕也是必需的！至于特殊加热方式，应坚持少油或无油的原则，适当选择空气炸锅、烤箱、微波炉、破壁机、面包机等锅具，通过灵活变化的烹调方式，能更好地践行食物多样化原则，让轻断食更容易坚持。

>> 食谱在我心

　　食谱是指一段时间内的膳食中主食、副食、零食等的搭配，包括食物原料的品种、数量、烹调方法及餐次分配等，通常用表格或文字形式体现。随着信息技术的发展，图片和视频也融入到食谱中。根据时间长短，一般可将食谱分为餐食谱、日食谱和周食谱。

　　酒店或餐厅的菜谱是食谱的特殊简化形式，一般包括菜名、烹调方法和价位等信息。但是中餐的标准化程度较低，往往缺乏数量标识。

　　餐食谱就是提供就餐者选择一餐食物的菜谱，多见于普通餐厅、宾馆酒店和食堂。其特点是食物的品种较丰富，选择自由度大，更注重食物的色香味形及价格等因素，往往比较注重口味以迎合消费者的饮食习惯和个人偏好，对合理营养需求考虑较少，能否实现平衡膳食的需求往往取决于点餐者的营养素养。

　　日食谱是提供就餐者选择一日食物的菜谱，常见于寄宿制或半寄宿制学校及少数医院食堂。这类食谱相对规范，包括主副食名称、食物原料的种类和数量及烹饪加工方法等。专业营养师制订食谱时还会考虑不同个体或群体的具体情况，将平衡膳食的原则体现在食物种类、数量及烹饪方法上。

周食谱是提供就餐者一周食物的菜谱，通常见于幼儿园、比较规范的单位食堂、健康管理中心。这类食谱除了日食谱的要素，还要考虑膳食制度、季节性、成本核算、批量制作的可行性及个体接受性等因素。

食谱编制是实施合理营养的重要工具，但是大多数人不太可能有条件接受专业营养师的食谱定制服务，也难以将食谱内容完全遵照执行。对非专业人员而言，如何做到食谱在我心？简单地讲就是"万变不离其宗"，"宗"就是通过平衡膳食保障合理营养，"变"就是通过食物多样化来丰富食谱。

食谱编制的第一个原则是满足人体的能量和各类营养素需求。具体说来，就是食物种类齐全、数量充足，既要满足营养需要，又要防止过量；同时还要让各种营养素的比例适宜、食物搭配合理、餐次分配合理。这些要求听起来似乎是一种理想状况，普通人很难实现，但是以膳食宝塔和膳食餐盘的量化图为参考，抓住种类和数量这两个关键点，就比较容易安排餐食谱和日食谱了。经过多次实践，这一技能就会逐渐被掌握和内化，编制周食谱乃至月食谱都可以如法炮制。

那么有没有更简单的方法来编制食谱呢？有！而且是有公式可循的。餐食谱＝1拳头主食＋1拳头荤菜＋2拳头素菜。简记就是"112"。当然伸出拳头不是比画招式，而是比画熟食数量。具体来说，主食包括谷薯类食物；荤菜包括肉、鱼、禽、蛋等动物性食物，也是高蛋白食物；素菜是新鲜蔬菜，但不包括大豆及制品（应归为高蛋白食物），也不包括淀粉含量高的土豆、芋头、山药等（应归为主食）。

也许你还有两个顾虑，第一个顾虑是每个人的拳头大小有差异，以谁的拳头为准？答案是以自己的拳头为准，因为拳头大小通常和个人的体形是成比例的。我们的手在实际生活中更方便应用和测量。以中等身材成年女性的手为参考，单手捧起一把坚果就是一日所需的量，双手捧起一抔叶菜大约是100克，一个握紧的拳头就是一餐主食熟食的量（图12-2）。我们在日常生活中吃东西不必像做科学实验那般精确，也没有必要用电子秤或量杯精确到克或毫升，毕竟食谱是可以编排计算的，但

参照物	规格和尺寸	用途
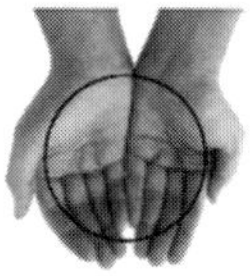	两只手并拢，一捧可以托起的量	双手捧，衡量蔬菜类食物的量
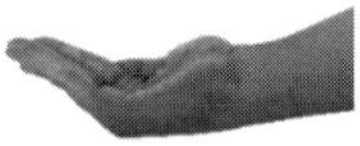	一只手可以捧起的量	单手捧，针对的是大豆、坚果等颗粒状食物，单手捧为五指弯曲与手掌可拿起的量
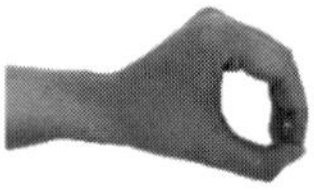	食指与拇指弯曲接触可拿起的量	一把，衡量叶茎类蔬菜的量；一手抓起或握起，衡量水果的量
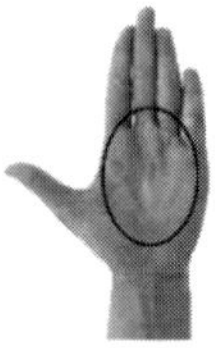	一个掌心大小的量	一个掌心，衡量片状食物的大小
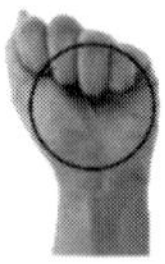	五指向内弯曲握拢的手势的量	一拳，衡量球形、块状等食物的大小
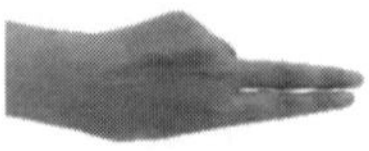	两指厚长	两指，衡量肉类、奶酪等

注：以中等身材成年女性的手为参考（来源：中国营养学会编著《中国居民膳食指南(2016)》）

图12-2   衡量食物重量的参考手势

个体差异是不能设计的！第二个顾虑是按照"112"的餐食谱，缺失的水果和奶类怎么办？按照大多数人的生活习惯和实际情况，早餐通常比午餐和晚餐简单，水果和奶类正好方便快捷，可以直接安排到早餐食谱中。如果早餐时间比较充裕，且能吃上蔬菜，那就可以将水果安排成餐间零食。

食谱编制的第二个原则是同类互换，让食物种类多样化，丰富膳食餐盘。同类互换是用食物交换份法设计糖尿病患者食谱的常见方法之一，也常用于设计其他慢性病患者食谱。食物交换份就是将日常食物按营养特点分为4大类、8小类，即谷薯类、蔬菜类、水果类、大豆类、奶类、肉蛋类、硬果类、油脂类，在一定重量内的同类食物所含的蛋白质、脂肪、碳水化合物和能量相近，可以互换；反之，不同类的食物则不能互换。例如25克的大米可以和25克的面粉互换，但是不能和200克的苹果互换，因为尽管三者的能量都是90千卡，但是米、面和苹果的三大营养素含量迥异。（表12-1）

在我国经典的食谱编制中，一个食物交换份的能量单位为90千卡，

表12-1 食物交换份的食物分类和营养特点

组别	类别	每份重量/g	能量/kcal	蛋白质/g	脂肪/g	碳水化合物/g	主要营养素
谷薯组	谷薯类	25.0	90.0	2.0		20.0	碳水化合物 膳食纤维
蔬果组	蔬菜类	500.0	90.0	5.0		17.0	膳食纤维 无机盐 维生素
	水果类	200.0	90.0	1.0		21.0	
肉蛋组	大豆类	25.0	90.0	9.0	4.0	4.0	蛋白质
	奶类	160.0	90.0	5.0	5.0	6.0	
	肉蛋类	50.0	90.0	9.0	6.0		

成年轻体力女性一天的能量需要量为1 800千卡，一天需要20个交换份的食物。如果按照早、午、晚餐3∶4∶3的比例分配，则早、午、晚餐分别为6个、8个、6个交换份，午餐和晚餐各扣除1个交换份的食用油，可交换的份数将减为7个和5个交换份。如果在实施轻断食，总能量还会减少，分配到每一餐次的食物份数相应减少，可选择食物的种类也随之减少。因此，建议减少单位交换份的能量，同时兼顾现有的数量模式，可以将每一个单位设为45千卡。

食谱编制应遵循的原则还有尊重饮食习惯、考虑季节和市场供应、兼顾经济条件等。饮食习惯受地区、气候、民族、宗教信仰和文化习俗等因素的影响，在设计食谱时既要考虑营养需求，也要充分考虑就餐者的个性化习惯。现在大城市几乎常年供应大部分食物，季节性已不明显，也有研究显示反季蔬菜水果与当季蔬菜水果并无营养成分上的差异，但是在口感上还是略有差别，如冬天的萝卜比较鲜甜，夏天的萝卜不但不鲜甜，可能还略带苦味，故夏天的食谱尽量不安排萝卜。此外，物以稀为贵，市场上供应量少的食物，价格往往比较高，但是食物的营养价值与商品价格并不成正比，因此，完全不必因为"车厘子不自由"而减少水果摄入量，苹果、柑橘等物美价廉的水果同样可以满足需要。

这些食谱编制原则您都记住了吗？掌握之后请一定践行起来，要相信食谱不是在纸张上，也不是在屏幕上，而是在我们心中，心里有谱才能安排好食谱！

13

食物"买买买"与
健康监测

>>如何科学地"买买买"——预包装食品

正确选购食物是践行轻断食的重要环节,"买买买"这一步错了,吃的过程多半会不省心和不开心。那么选购食品有哪些技巧呢?

在解答这个问题之前,我们先来看一个有趣的调查结果。关于选购食品时最关注的因素,被调查者将食品安全排在第一位;关于烹饪时最关注的因素,食品营养和食品口感却排到了食品安全的前面。为什么会有这样的反差呢?撇开消费环境和消费心理不谈,有一个事实值得我们重视,即被调查者对于食品安全和食品营养的认知与行为并不一致。换句话讲,消费者对食品安全和食品营养的理解是片面、孤立和绝对化的。《中华人民共和国食品安全法》对食品安全的定义是"食品无毒、无害,符合应当有的营养要求,对人体健康不造成任何急性、亚急性或者慢性危害",可见食品安全是食品营养的基础,两者相互联系,相互依存,应贯穿在从食品购买到食用的所有环节。

对于普通消费者,读懂预包装食品的食品标签和识别非预包装食品的正常感官特征是选购食品最关键的环节。预包装食品即预先包装好再进入流通环节的食品,其特点是定量包装、批量生产,食品质量比较稳定、保质期相对较长。非预包装食品主要是生鲜农产品和即时加工即时食用的餐饮食品,其特点是食品质量不够稳定和保质期相对较短。

食品标签是指预包装食品容器上的文字、图形、符号,以及一切说明物,其中基本且关键的信息包括生产日期、保质期、贮存条件、配料表和营养成分表。因此,把食品装进购物车之前不要只看包装正面,还要阅读背面的关键信息,否则可能一不小心就被"食品外貌"蒙蔽。如果某些网购食品不能展示食品标签，仅有令人垂涎的图片、夸夸其谈的营养功效、满屏重复的好评，劝您还是先问清楚再做决定，否则购买之后就面临"退了麻烦、扔了可惜、吃了难受"的窘况。

生产日期、保质期和贮存条件是最简单的信息，也是最容易阅读和普及的信息。需要注意的是，脱离贮存条件谈保质期是没有意义的。例如某品牌巴氏消毒液态奶的保质期是7天，但前提是冷藏，如果将其放置在常温下，2~3天就足以腐败变质。选购食品时，尽可能选购生产日期最近的，同时要特别注意打折或特价销售的食品，因其临近保质期的可能性更大，如果冲着优惠买，购买数量较多，保质期内吃不完，反而容易造成浪费和产生风险。

配料表是营养标签的进阶信息，也是极有价值的信息。根据《预包装食品营养标签通则》（GB28050-2011）规定，配料表的成分按照含量高低排序，越靠前的含量越高。不要只看包装就以为买到了想要的食品，而是要仔细阅读标签，弄清楚自己究竟买的是什么食品。以两款厂家声称的全麦面包为例（表13-1），面包A的配料表中全麦粉排在最后，白砂糖和黄油的含量都高于全麦粉，这样的全麦面包显然不靠谱。因此，读懂配料表，就算是学会了一项为轻断食保驾护航的基本技能。

营养成分表是指标有食品营养成分名称、含量和营养素参考值（Nutrient Reference Values, NRV）百分比的规范性表格，是营养标签的更高阶信息，是从营养素层面客观量化评估食品的科学手段。理论上，标签标识的营养素种类越多越详细，消费者获得的信息越全面，但是检测所需的费用也越高，而这笔费用最终还是需要消费者买单。

表13-1 两款"全麦面包"的配料表对比

名称	配料表
面包A	小麦粉、白砂糖、饮用水、黄油、全麦粉
面包B	全麦粉、饮用水、植物油、酵母粉

目前我国营养标签规定强制标识内容为"4+1"的核心营养素,"4"是指能量、蛋白质、脂肪和碳水化合物,"1"是指钠。同时还规定,食品配料含有或生产过程中使用了氢化和(或)部分氢化油脂,在营养成分表中应当标示出反式脂肪(酸)的含量。那么,这些数值的高低有何意义呢?

通过图13-1中两个样品的对比可见,营养成分表的格式基本一致,但是计量单位不同,绝大多数食品是以100克为计量单位,但也有部分商品以"份"为单位,而且每份的单位质量在不同食品中也不一致。因此,在对比数值前先要明确计量单位,不能只看数值大小,一些高能量、高脂、高盐的食品往往会玩文字游戏。例如有的薯片按每份40克计算,有的酱油按每份15克计算,避开数值过大引起消费者的警惕。

营养成分表		
每份食用量 1罐(40克)		
项目	每份	营养素参考值%
能量	911千焦	11%
蛋白质	2.0克	3%
脂肪	13.3克	22%
- 饱和脂肪酸	6.8克	34%
碳水化合物	22.1克	7%
- 糖	2.8克	
膳食纤维	1.1克	4%
钠	254毫克	13%

营养成分表		
项目	每100克	NRV%
能量	2112千焦	25%
蛋白质	4.4克	7%
脂肪	25.8克	43%
- 反式脂肪	0克	
碳水化合物	63.7克	21%
钠	782毫克	39%

图13-1 按"每份"或"每100克"标注的薯片营养成分表

营养素参考值是食品营养标签上比较食品营养成分含量多少的参考标准,是消费者选择食品时的营养参照尺度,但实际使用起来并不如配料表和营养成分表的数据直观。具体来说,营养素参考值就是指每100克或每份食品所提供的营养成分,占一个标准人每天所需的能量和营养素的百分比。举个例子,标准人的能量摄入是2 000千卡,100克的食品含300千卡能量,营养素参考值为15%,也就是吃100克这种食品就可以满足一天能量总量的15%，单吃667克这种食物就可以满足一天的能量需要。

需要注意的是，单吃某种食物来满足一天的能量需要量，并不代表满足一天的营养素需要量。因此，很有必要进一步了解营养成分表中的核心营养素。

能量是轻食者最关心的指标，但是这个指标的参考价值有限。因为能量的数量是三大营养素提供能量的总和，只有进一步了解具体是由哪种营养成分或哪种配料产生的能量才更有意义。例如能量是来自食物自身的蛋白质，还是加工过程中使用的油脂或添加糖。

蛋白质是非常重要的指标，尤其是选购肉、蛋、奶和大豆等富含优质蛋白质的食物，同样数量的同类食物，蛋白质含量越高，营养价值越高。千万不要直接比较不同种类的食物，例如鲜奶的蛋白质含量为3%~3.5%，谷类是8%左右，大豆则高达35%~40%，显然不能据此得出"鲜奶的蛋白质含量低，营养价值低"的结论。一方面鲜奶的水分含量高，另一方面谷类和大豆的蛋白质吸收利用率低于鲜奶，因此正确的结论应是：鲜奶的蛋白质含量高，营养价值也高。

脂肪含量往往具有隐匿性，选购面包、饼干和薯片等主食、零食或点心时，要特别留意脂肪含量标识。我们可能习惯性地认为这些食品的主要原料来自植物，而植物的脂肪含量很低。粗加工的米面，脂肪含量的确很低，例如大米的脂肪含量只有0.9%，面粉约为2.2%；但是深加工后脂肪含量就大大提高了，如油条的脂肪含量为17.6%，方便面的脂肪含量为21.1%。

和脂肪含量类似，碳水化合物含量在深加工食品中同样具有隐匿性，常见的食品包括软饮料、酸奶、蜜饯及一些包馅的甜味主食，如豆沙包、汤圆和月饼等。关注碳水化合物含量的关键是关注添加糖，目前市面上只有部分食品单独标出了添加糖含量，对于未标识添加糖含量的，也可以根据配料表和碳水化合物的总量分析。例如，完全不加糖的酸奶配料中只有生乳和发酵的菌种，碳水化合物含量在4%左右；而含添加糖的酸奶配料表中白砂糖的排序往往仅次于生乳，碳水化合物含量通常在10%以上。

钠含量与用盐量密切相关，400毫克的钠相当于1克盐，关于钠和盐的更多内容请参见第11章的"给调味品'三剑客'算笔账"。高钠容易引起水钠潴留，不利于体重控制，同时高钠也是高血压的直接危险因素，容易进一步诱发其他心脑血管疾病，故建议结合配料表，尽量选购低盐和低钠食品，避免盐腌食品和复合调味料，特别要关注挂面、盐焗坚果和零食等加工食品的含盐（钠）量。

总之，养成了阅读营养标签的良好习惯，就可以认清预包装食品的"真面目"，避开轻断食和体重控制的"拦路虎"，做到买得开心、吃得放心！

>>如何科学地"买买买"——非预包装食品

读懂预包装食品的营养标签，就学会了正确选购食品的一半技巧，接下来我们继续解锁另一半技巧：掌握食品感官检验技能，正确选购非预包装食品。

感官体验是人体的主观感受，不仅个体之间的差异性较大，即使是同一个体，在不同的生理状况和健康水平下，感官体验也存在较大差异。因此，你也许会质疑通过感官特性选购食品是否靠谱。诚然，感官检验有其局限性，既不是客观检测，也不是微观检测；既不能识别细菌、病毒等生物性污染，也不能鉴别农药残留和重金属残留等化学性污染。但感官检验的优势还是显而易见的，简便快捷、容易实施、无须费用或费用极低。掌握各类食品的基本感官特性和指标（表13-2），对选购非预包装食品具有很强的现实意义。

感官即人体感觉器官对应的感受器，食品感官检验应充分调动身体的"五感"，包括视觉、触觉、嗅觉、听觉和味觉。尽管不同的食物有

表13-2　食品感官评价基本指标

器官	感觉	行为	指标
眼	视觉	看一看	色泽、形状、组织状态等
皮肤	触觉	摸一摸	温度、硬度、弹性等
鼻	嗅觉	嗅一嗅	气味
耳	听觉	听一听	声音
口、舌	味觉、触觉	尝一尝	质地、口味等

不同的感官评价标准，但是感官评价的流程和指标是基本相同或相似的，即用眼看、用手摸（拿）、用鼻嗅、用耳听和用口舌尝。当然，这五个步骤可能并不需要全部完成，比如"用耳听"在选购食品时仅集中在西瓜、鸡蛋、罐头等少数食品上，而其他食品较少用到；"用手摸"在实际选购过程中可能常常被忽略，因为当你仔细观察食品时，通常需要先用手拿起来，而"拿"的过程就快速启动了触觉感受器，感受到食品的温度、硬度、黏度和弹性等。

几乎所有的食品，包括预包装食品和即时食用的餐饮食品，"看一看"是最关键也是最基本的感官检验环节。以西瓜为例，首先是看颜色和纹路，瓜蒂新鲜呈绿色，瓜体颜色翠绿中微微泛出一点黄色，纹路清晰且均匀散开，提示生长期日光照射充足，甜度较高；其次是看形状，表皮光滑、形状均匀的，以圆形或者椭圆形为佳，提示授粉后的生长过程良好；再次是看西瓜肚脐圈，以圆形、稍微有些凹陷且颜色泛黄为佳，提示生长时间比较充分，成熟度较高；最后，如果有切开的样品，还可以看看瓜瓤的组织状态，如果有明显空堂或较大裂缝的，说明水分流失过多，瓜熟过头了。

除了"看一看"，在食品感官检验中做到"摸一摸、嗅一嗅、听一听、尝一尝"，就能在选购非预包装食品时做到事半功倍，为安排轻断食食谱提供保障。

除了感官检验，在践行轻断食的路上，还要注意三个原则。

原则之一，对于生鲜农产品和即时食用的餐饮食品，"以用订购"的原则非常重要。"以用订购"是指根据个人或家庭的实际需要量确定购买数量，以保证食物新鲜，避免浪费。新鲜也意味着食物的营养素能得到更大程度的保留，如水溶性维生素。当然，这一原则对预包装食品也有指导意义，但是非预包装食品的质量稳定性较低，加工程度也相对较低，保质期相对较短，因此，"以用订购"对生鲜农产品和即时食用的餐饮食品更具现实意义。

原则之二，尽量选择加工程度低的食物，以实现少油、少盐和少糖的目标。以猪肉为例，加工程度最低的是鲜肉或鲜冻肉，其次是含配料的猪排和猪肉丸等，再次是能开袋即食或经过简单加热即可食用的猪肉脯、猪肉罐头、红烧肉、腊肉和腊肠等。

原则之三，尽量选择小分量的食品，避免摄入过多能量，并保证食物多样和营养均衡。对于没有具体数量标识的生鲜农产品和即时食用的餐饮食品，可以通过自己的手和常见的生活用具（如杯、碗、勺等）来强化数量认知。例如，一块手掌心大小的生瘦肉就适合一人一餐的肉量，大约50克。

>> 选择代餐要注意什么

从字面意思理解，代餐就是能够代替常规食物的餐食，原本属于肠内营养制剂，用于消化功能不良患者的营养支持，比如鼻胃管管饲。我们日常生活中所说的代餐主要用于限制能量摄入，不少轻食者都有所耳闻，甚至可能尝试过一种或几种代餐，但对于如何科学选择和食用代餐仍然缺乏足够的认识。

首先，代餐是如何控制能量并实现减重的呢？其实不论"管住嘴，迈开腿"，还是"少吃多动"，减重就只有一个朴素的道理：摄入能量

表13-3　代餐食品和部分代餐食品的基本营养成分要求（以单餐提供量计）

项目	代餐食品		部分代餐食品		正常膳食（轻体力成年女性）
	最小值	最大值	最小值	最大值	
能量/kcal	200	400	80	200	540
蛋白质	25%	50%	25%	50%	10%~15%
脂肪		30%		30%	20%~30%
饱和脂肪酸		＜10%		＜10%	＜10%
碳水化合物					50%~65%

小于消耗能量，造成能量负平衡。代餐食品减重也是基于这一原理，其设计是为了满足成年人控制体重期间一餐或两餐的营养需要，专门加工配置而成的一种控制能量的食品。以轻体力成年女性每日能量需要量1 800千卡为例，按照单餐30%的能量计算，应为540千卡，而代餐食品单餐仅按200~400千卡的能量设计，低于正常膳食的能量，就能够实现能量负平衡。（表13-3）

其次，代餐的蛋白质、脂肪和碳水化合物提供的能量如何分配呢？代餐蛋白质的供能比（25%~50%）远高于正常膳食的推荐范围（10%~15%）；脂肪的供能比与正常膳食基本一致，即总脂肪供能比不超过30%，且饱和脂肪酸的供能比在10%以下。据此比较，代餐的碳水化合物供能比是低于正常膳食的，算是低碳膳食。因此，选购代餐食品的首要标准就是蛋白质含量，蛋白质含量不足的食品甚至不能算"部分代餐食品"，即使单独代替一餐也不合适，必需搭配蛋白质含量丰富的食物一起食用，如鸡蛋和牛奶等，才能满足蛋白质的营养需要。

再次，合格的代餐食品还应满足必需营养成分的要求，包括膳食纤维、维生素A、维生素B_1、维生素B_2、维生素C等多种维生素及钙、铁等矿物质（表13-4和表13-5）。可见，合格的代餐食品营养成分相对齐全，具有低能量、高纤维、易饱腹等特点。

表13-4　代餐食品和部分代餐食品的必需成分指标（以单餐提供量计）

种类	代餐食品		部分代餐食品	
	最小值	最大值	最小值	最大值
膳食纤维 / g	5.0	12.0	2.0	12.0
维生素A / μgRE	260.0	580.0		
维生素B_1 / mg	0.4	N.S.	0.2	N.S.
维生素B_2 / mg	0.4	N.S.	0.2	N.S.
维生素C / mg	30.0	N.S.		
烟酸 / mg	4.6	N.S.		
叶酸 / μgDFE	110.0	N.S.		
钙 / mg	260.0	N.S.	80.0	N.S.
镁 / mg	50.0	N.S.		
铁 / mg	5.0	9.0	2.5	N.S.
锌 / mg	3.0	7.0	1.5	N.S.

注：N.S. 为没有特别说明。

表13-5　代餐食品的可选择性成分指标（以单餐提供量计）

种类	最小值	最大值
维生素D / μg	0.5	N.S.
维生素E / mg α-TE	4.5	N.S.
维生素B_6 / mg	0.4	N.S.
维生素B_{12} / μg	0.8	N.S.
钾 / mg	100.0	1200.0
磷 / mg	N.S.	420.0
钠 / mg	N.S.	1000.0

注：N.S. 为没有特别说明。

同时，代餐食品还具有方便快捷和品种多样的特点，部分轻食者为了达到快速控制体重的效果，可能过于依赖代餐，餐餐食用代餐食品。此时需要特别注意，代餐食品的设计初衷仅仅是代替一餐或两餐，在选对优质代餐的情况下，代一餐或两餐还行，代三餐就不妥了。而且建议代餐时间不超过2个月，超过2个月者需要有临床医生或营养医师的专业指导，其原因在于：尽管代餐食品的营养成分相对齐全，能够在一定程度上满足人体一定时间的需要量，但是仍然不能代替正常食物的营养效应，尤其是对人体有益的一些生物活性成分，如多酚、植物固醇等。

另外，不论是代餐奶昔、代餐粉还是代餐棒，代餐食品往往具有开袋即食或者经过简单冲调即可食用的特点，其感官特性与正常膳食存在较大差异。长期食用既不利于口腔咀嚼功能，也不利于人体进食的心理需求，可能造成咀嚼吞咽功能下降，甚至报复性的无节制进食。还需要注意的是，代餐只适合超重和肥胖的成年人，不适合儿童、孕妇、哺乳期女性、老人及患者等群体。

能量负平衡的原理决定了减肥无捷径。合理使用代餐食品能起到辅助控制体重的效果，但是从长期看，只有坚持合理膳食和健康的生活方式才能将体重控制在适宜水平，并获得相应的健康效益。例如，2020年6月《柳叶刀》杂志发表的一项针对糖尿病患者的研究显示，对照组接受常规治疗，实验组接受"常规治疗+代餐食品+生活方式干预"，12个月后实验组体重下降显著，且血糖控制良好。

>>怎样点好外卖

近年来餐饮外卖业蓬勃发展，外卖食品在很大程度上影响着居民，尤其是城市居民的日常生活。因此，学会简单实用的点餐技巧显然很有必要，对轻食者和糖尿病患者尤其重要。

在点外卖时，有的人习惯优先选择人气旺和评分高的店铺，有的人习惯优先选择距离近和配送时间短的店铺，有的人则习惯优先选择特定菜系和特定食品……但是无论何种点餐方式，平衡膳食都是最根本的点餐原则。

首先，不要被订餐界面的图片或视频迷惑，要仔细阅读订餐界面的相关信息，在保障食品安全性的基础上尽可能做到"三低"，即低油、低盐和低糖。大多数外卖食品不属于预包装食品，往往缺少原料数量及详细的配料表，缺少营养标签标识，更需要消费者特别注意。建议消费者点餐时尽可能选择自己熟悉的食品，以便了解食品的基本原料或配料，同时了解食品的加工烹调方式，进而了解食品的营养成分特点，既能避免摄入某些"忌口"的原材料，也能避免摄入某些可能的食物过敏原，还能在一定程度上避免高油、高盐和高糖的食品。表13-6列出了部分代表性"三高"食物的常见烹调方式及代表性食品。

另外，消费者可充分利用点餐的备注信息栏和餐后的评价信息栏，客观详细地描述配料和原材料，为其他消费者提供参考，促进商家和外卖平台提供更翔实、更有价值的参考信息。

其次，点餐时应考虑食物的种类足够丰富，在一餐中尽量做到既有主食，又有蔬菜和肉、蛋、奶等副食。要特别注意避免主食叠加主食，

表13-6 部分代表性"三高"食物的常见烹调方式及代表性食品

烹调方式	代表性食品	特点
油炸、油焖	鸡米花、油酥花生米、油焖大虾	高油
干煸、干锅	干锅花菜、干锅土豆片、干煸四季豆	高油
糖醋	松鼠鱼、咕噜肉、糖醋排骨	高糖、高油
拔丝、蜜汁	拔丝香蕉、拔丝地瓜、蜜汁鸡翅	高糖
酱爆	京酱肉丝、酱爆鸡丁	高盐
腌制、盐卤	腌萝卜、咸鸭蛋、盐水毛豆、卤水鸡爪	高盐

如土豆牛肉盖浇饭和青椒土豆丝盖浇饭就是典型的主食加主食。因为土豆淀粉含量丰富，具有主食特性，土豆和米饭叠加将导致碳水化合物摄入量过高，同时蔬菜等副食不足会导致维生素和膳食纤维摄入量过低，极有可能导致短时间内血糖急剧升高，不利于糖尿病患者或者需要控制体重的个体。此外，也要避免完全不吃主食，仅以肉、蛋、奶提供能量，因为动物性食物的能量密度较高，极易造成能量摄入过剩。

再次，应根据就餐人数按需点餐，并慎点套餐，避免食物过量造成浪费，以及因不愿浪费食物而导致摄食过量。外卖套餐往往会搭配饮料、甜点和小吃，乍一看在丰富食品种类的同时还省了钱，但是饮料、甜点和小吃等食品往往能量密度高而营养素密度低，且体积并不大，饱腹感并不强，更容易造成能量摄入过剩。

为了让外卖点餐的原则更具有指导性，下面列出一些具体做法。如果只有一个人点餐，尽量选择点小份或半份的食品，或者选择单份可以双拼的食品，既能兼顾食物多样性，又能避免浪费食物。如果两人或多人一起点餐，尽量选择不同的菜品，以便一份菜可以两人或多人分食。如果经常在工作单位等场所点餐，可以自备必要的餐具，方便分食，还可以自备一些方便携带和食用的食物，如水果、奶类和坚果等，以弥补外卖食品种类单一和营养不均衡的缺点。如果患有痛风等慢性病，还要考虑适宜的食用时间，如兰州拉面就不宜在晚餐或夜宵时段食用，因其高汤通常是从早到晚持续熬制，高汤熬制时间越长，嘌呤含量越高。当然，如果确实没有别的选择，至少要做到不喝汤或少喝汤。

总之，以上点餐技巧并不是鼓励大家多吃外卖食品，而是在只能吃外卖食品时，选择相对科学合理的方式。毕竟，在餐饮外卖业蓬勃发展的同时产生的一系列问题也不断被人关注和诟病，除了食品配送安全隐患和包装所致的环境污染问题，营养不均衡恐怕是消费者最大的顾虑。回家吃饭才是首选，也是建设和谐家庭和践行健康生活的主旋律。

>>营养补充剂该怎样补

轻断食和代餐的主要目的是适当降低能量和食物摄入量，造成能量负平衡，实现减重的目的。但是不少人可能会心存顾虑：我还是我，吃得少了，营养够不够？需要补充营养品吗，补点什么好呢？经常吃外卖的人往往也有类似的担心。在回答这些问题前，让我们先来认清"营养补充剂"的真面目。

营养补充剂也常被称为营养补充品和饮食补充剂等，作为膳食补充的一种辅助手段，除了补充人体所需的氨基酸、维生素和矿物质等营养素，还可以提供草本植物或其他生物的浓缩物或提取物，如番茄红素、大豆异黄酮和红酒多酚等。因此，为了让这类产品所指代的名称和范围更加规范，使用"膳食补充剂"更合适。同时，为了区分"膳食补充剂"的类型，建议用"营养补充剂"专门指代以营养素形式补充机体的不足或其他特殊需要的营养素制剂。简单概括就是，营养补充剂的范围更小，指代更明确、更具体；膳食补充剂的范围更大，指代更准确。

营养补充剂可以是单一组分，如氨基酸、多不饱和脂肪酸、矿物质与维生素；也可以是复合组分，由几种维生素或几种矿物质组成，或者由多种维生素和矿物质混合组成。营养补充剂一般不得以提供能量为目的，通常以补充某一种或多种营养素为目的，且不得声称具有其他特定的保健功能。但是蛋白粉和多不饱和脂肪酸例外，二者虽然是以提供蛋白质和二十二碳六烯酸、二十碳五烯酸等多不饱和脂肪酸为主要目的，但同时也提供能量，理论上每1克蛋白质可以提供4千卡的能量，每1克多不饱和脂肪酸可以提供9千卡的能量。不过实际上营养补充剂中的二十二碳六烯酸、二十碳五烯酸等多不饱和脂肪酸的每日摄入量均在毫克级水平，因此，一般只考虑蛋白粉供能，可以不考虑多不饱和脂肪酸供能。

膳食补充剂中的另一大类是以植物提取物或浓缩物为主的非营养素补充剂，成分更复杂，种类也更多。虽然这类成分是当前甚至今后相当长一段时间的"香饽饽",如含红酒多酚的化妆品和含大豆异黄酮的保健食品,但是目前大多数研究表明的多种健康效应是基于提取物或浓缩物的实验结果,并不能代表日常膳食中通过天然食物摄取的形式和水平。还有相当数量的研究是体外实验或动物实验的结果,不能直接外推到人体膳食摄入水平,更缺乏足够长的干预周期和观察时间。因此,一般不建议额外补充。

现在,我们将最初的问题简化为:轻断食者、代餐者和常吃外卖者的营养素摄取到底够不够?需要额外补充营养补充剂吗?

以上三类人群如果坚持平衡膳食原则,尽管食物总量有所减少,但各类食物比例比较均衡,且新鲜蔬菜水果摄入充足,总能量和营养素摄入仍然保持在合理水平,一般无须额外补充营养补充剂。

绝大多数轻断食者或代餐者,尤其是期望轻断食期或代餐期只减脂肪、不减肌肉,还想打造出"马甲线"和"人鱼线"的中青年,最关注的营养补充剂大概率是蛋白粉。正常情况下,成年人一般不缺蛋白质,也就没有必要补充蛋白粉,包括乳清蛋白粉。我们可以简单测算一下,一天有没有吃够120~200克动物性食物,包括鸡蛋、禽畜瘦肉和鱼虾等;300~500毫升的液态奶;100克嫩豆腐(即南豆腐)和一小把坚果。如果以上都达到了,就不缺蛋白质了。

当然,部分人群的确可以选择性地补充适量的乳清蛋白粉,建议每日补充20克左右。这些群体包括:长期吃素食,动物性食物吃得不够,蛋白质缺乏的人;身体消瘦,蛋白质营养不良者(不过这些人本身不适合也不需要轻断食);消化吸收功能障碍,如慢性胃炎患者;需要搭配力量训练增肌者。

轻断食期间为了促进能量代谢,以及预防因食量减少造成的精神不振状态,可以适当补充维生素 B_1、维生素 B_2 和维生素 B_3 等 B 族维生素,因为这几种 B 族维生素与机体能量代谢密切相关。同时,这些 B 族维生素均为水溶性维生素,如果摄入量超过需要量,过量的部分可通过尿液排出体外。只要按照严格推荐剂量食用,一般无须担心过量的问题。

在脂溶性维生素方面，建议户外活动时间不足者可以适当补充维生素D，视频终端工作时间较长且伴有眼疲劳或眼干涩等症状者，可以适当补充维生素A。至于广受追捧的维生素E，一般无须额外补充，因为维生素E广泛存在于坚果、某些植物籽粒和植物油中，在以植物油为烹调油的情况下，单纯通过油脂摄入的数量已经较为充分。

如果轻断食期间进餐不规律，以及因为出差、旅行等原因，食物摄入不均衡，饮食质量较差，尤其是新鲜蔬菜水果摄入量不足者，则有必要适当补充膳食补充剂。一般以补充复合营养补充剂为宜，如复合型维生素和复合型矿物质，还可以适当补充一些水溶性膳食纤维。

总之，不论是实施轻断食，还是合理食用代餐，或者偶尔叫外卖食品，搭配良好的平衡膳食就可以提供机体所需的营养，一般无须额外补充膳食补充剂。特殊群体在特定情况下可以适当补充营养补充剂，但是要合理控制用量，尤其是在同时食用强化食品时，以免造成某些营养素补充过量。

>> 无糖饮料能敞开喝吗

冷冻饮品与饮料是日常生活中不可缺少的一类食品，具有消暑、解渴、补充水分和营养物质的功能。两者都是以饮用水、食糖、乳或乳制品、果蔬制品、豆类、食品添加剂和营养强化剂等原料制作而成的。冷冻饮品包括冰激凌、雪糕和甜味冰等固态或半固态食品；饮料是指经过定量包装，可直接饮用或用水冲调饮用，酒精含量不超过0.5%的液态食品，通常分为包装饮用水、果蔬汁及其饮料、蛋白饮料、碳酸饮料（汽水）、特殊用途饮料、风味饮料、茶饮料、咖啡饮料、植物饮料及其他饮料10类。

不论是冷冻饮品还是饮料，其甜甜的味道都是一种美好的体验。我国食品标准规定，糖含量≤5.0克/100.0克（或100.0毫升）属于"低糖"食品，糖含量≤0.5克/100.0克（或100.0毫升）属于"无糖"食品。因此，糖含量＞5.0克/100.0克（或100.0毫升）的饮料就属于含糖饮料，其配料表中含有一种或多种添加糖，包括蔗糖（白糖、红糖、冰糖、方糖）、果糖、葡萄糖、麦芽糖、果葡糖浆、麦芽糖浆、玉米糖浆和蜂蜜等。（表13-7）

近年来，人们逐渐认识到这些添加糖的危害，代糖因此获得了足够的关注和应用，尤其是被广泛应用在无糖饮料中。代糖属于食品添加剂中的甜味剂，主要包括三类：一是糖醇类，例如木糖醇、麦芽糖醇和赤藓糖醇等；二是高倍甜味剂，例如甜蜜素、糖精钠、阿斯巴甜、安赛蜜和三氯蔗糖；三是天然甜味剂，例如甜菊糖苷和罗汉果甜苷等，可为消费者提供多样的选择。

大多数代糖的能量非常低或者不产生能量，同时甜度很高，在相同甜度情况下摄入能量会减少。但我们不能把减肥的希望寄托在代糖身上，控制总能量摄入并配合运动，形成能量负平衡才是减肥的关键。代

表13-7　几种常见含糖饮料的含糖量对比

饮料名称	添加糖名称	含糖量 /(g/100.0ml)	数量 /ml	总糖量 / g
可乐	果葡糖浆、白砂糖	10.6	1瓶(500 ml)	53.0
柠檬汽水	白砂糖	7.9	1罐(330 ml)	26.0
椰奶	白砂糖	7.0	1盒(1 000 ml)	70.0
红牛	白砂糖	11.0	1罐(250 ml)	27.5
咖啡	白砂糖	11.2	1瓶(268 ml)	30.0
奶茶	白砂糖	9.2	1瓶(500 ml)	46.0

糖本身不是减肥药，它的作用在于让我们享受丝丝甜蜜的同时，让体重管理之路不那么痛苦和难熬。但是也有大量研究提示，现在广为流行的含人造甜味剂的无糖饮料可能并非减肥的好选择，甚至可能增加食欲、导致体重增加。因为研究者发现，三氯蔗糖会影响人的神经和行为，女性和肥胖者可能对三氯蔗糖更敏感，饮用含有人造甜味剂的饮品可能会诱使大脑感到饥饿，从而导致摄入更多热量。

此外，有的人可能还会想到一个办法，即多喝代糖饮料，就能排得多和拉得多，从而减轻体重。代糖的确可能导致腹泻，尤其是糖醇类的代糖。因为糖醇在肠道内不能被消化，会在局部形成高渗环境，吸收更多的水分，但是能被肠道细菌分解，产生气体，使大便更加水润松软，更容易排出，产生类似腹泻的效果。关于这一点，如果本身有排便困难或者便秘的人，喝了含代糖的饮料正好能改善症状自然是好事，但是如果形成依赖就不好了。一方面，代糖饮料喝得过多可能导致真性腹泻，会引起脱水和肠道黏膜损伤，甚至自主神经功能紊乱；另一方面，缓解便秘可以通过运动和饮食调整来实现，如多喝水、适当吃粗粮和富含膳食纤维的新鲜蔬果。

既然代糖在肠道内不能被消化，而能被发酵产酸产气，那么代糖会影响肠道菌群吗？尤其是大家关心的益生菌。影响肠道微生物的因素很复杂，即使是吃正常的糖或其他食物，也会影响肠道微生物。确实有很多研究认为代糖会对肠道微生物有负面影响，但是以目前的证据，尚无确切结论。也有一些研究认为某些天然代糖对肠道菌群还有好处，还有一些研究认为当代糖摄入剂量非常大时，才会显示出对微生物菌落的影响。因此，以大多数人的现有摄入量，我们不用太过担心其不良影响。我国国家市场监督管理总局发布的《食品安全风险解析》提到科学合理的使用甜味剂是安全的，美国食品药品监督管理局（FDA）等机构也都认可这些添加剂的安全性。但基于风险性和保守考虑，能少吃当然最好，因为代糖在某些健康问题上确实尚存争议。

总之，对于喜欢"甜蜜"的人来说，代糖是利大于弊的。在适量范围内，喝等量的无糖饮料肯定比喝含糖饮料更好，对轻食者和糖尿病患者更加友好。当然，不喝饮料最好！毕竟喝白开水和淡茶水才是补充水分的最佳途径，也是平衡膳食的基础。

>>嗜好性饮品的正确打开方式

在日常生活中有一类食品，它在膳食构成总量中相对小众，但消费频率和总量并不低，这就是嗜好性饮品，主要包括酒、茶和咖啡。其中茶和咖啡属于非酒精性饮品。

酒的品种繁多，分类多样。日常生活中一般按照原料分为白酒、啤酒和果酒（最常见的是葡萄酒），营养成分千差万别，但是都含有共同的成分——酒精，化学名称叫乙醇。

酒的能量密度比较高。蒸馏酒（白酒）的主要能量来源是乙醇，乙醇提供的能量（每克含7千卡能量）远高于同等质量的碳水化合物和蛋白质提供的能量（每克含4千卡能量），这正是"成年人饮酒应限量"的直接原因。此外，蒸馏酒中其他的醇类和醛类虽然种类多，但是含量低，也能提供极有限的能量。啤酒和葡萄酒都是发酵酒，其能量一部分来自乙醇，另一部分来自葡萄糖、麦芽糖和糊精等糖类，啤酒的能量还有一部分来自氨基酸和短肽。

目前，学术界的主流观点是过量饮酒不利于健康，因此要严格控制饮酒量，成年男性每日饮酒的酒精量不超过25克，成年女性不超过15克。表13-8列出了日常饮酒的参考标准，需要注意的是，该标准是针对成年人，并不适用于孕妇和哺乳期女性等群体，即使是家庭自制的酒酿、醪糟或米酒，也不推荐这些群体食用，毕竟度数再低也含有酒精。

喝酒暖身是普遍存在的一种信念，也是处在寒冷环境下的人们的一种习惯性行为。美国匹兹堡大学的研究员雷曼·巴特勒（Ramon Bataller）研究发现，在排除宗教等影响因素后，全球范围内，平均气

表13-8 不同酒类的每日成年人限量参考值

	成年女性 （每日15g酒精）	成年男性 （每日25g酒精）	常见容器的参考数量
啤酒	450 ml	750 ml	1听，330~350 ml 1瓶，500~600 ml
葡萄酒	150 ml	250 ml	1瓶，约750 ml
低度白酒 （38%酒精）	50 ml	75 ml	1两的酒杯，约50 ml
高度白酒 （60%酒精）	30 ml	50 ml	5钱的酒杯，约25 ml

温和平均日照时间与一个国家人均饮酒数量、饮酒者的人数比例，以及偶尔重度饮酒模式的比例都呈反比关系。喝酒可以通过几种机制获得暖身的感觉：扩张血管，酒精的直接热效应，下调下丘脑调定点温度。轻度低温环境下，少量喝酒或会产生暖身的效果。但是，持续严寒环境下，喝酒会破坏身体体温调节机制，反而会促进寒冷伤害的发生，加重低温伤害的程度，甚至致死。

此外，近年流行的酒精饮料也值得关注。尽管这类酒精饮料设计的适宜人群是18~30岁的成年人（根据年龄群，酒精度通常细分为3.8%、5.0%和8.0%三个等级），但是在不当宣传下，儿童和青少年也成了消费酒精饮料的"铁粉"。以3.8%的酒精度为例，分别按市面上两种主流包装275毫升和500毫升计算，对应的酒精量分别为10克和19克。显然，一次喝500毫升，已经超过了成年女性的限量标准，即使一次喝275毫升，对儿童而言也是很高的量了！因此，家长应尽到监护责任，切莫以为饮料就是水！

茶是世界三大饮料之一，饮茶是中国文化的良好传统。茶叶的分类无统一的规范，日常生活中一般分为绿茶、红茶、乌龙茶、黑茶和花茶等。茶叶的营养成分极其丰富，但是考虑到每日饮茶所用的茶叶数量通常在10克以内，而且通过热水浸泡的方式只能提取水溶性成分，所以其整体的营养功效有限。

茶叶的标志性成分是茶多酚，具有抗氧化、抗菌消炎和预防肿瘤等功效，因此长期饮茶具有一定的保健作用。不过饮茶最重要的作用还是补充水分，茶叶能赋予水更加丰富的风味和内涵，让人在味觉上得到满足，精神上得到升华，使得饮茶更具有文化和健康的寓意。从营养学的角度分析，饮茶更重要的意义在于以茶水代替甜味饮料，尤其是含糖饮料，能够减少添加糖和能量的摄入，减少对甜味剂的依赖。

不过需要注意的是，茶叶含有咖啡因，故不推荐饮浓茶，一般建议喝淡茶水；入睡困难或睡眠质量较差的人不宜在下午或晚上饮茶。

咖啡也是世界三大饮料之一，近年来我国的咖啡消费呈逐渐上升趋势。咖啡因是咖啡的主要功效成分，也是最受关注和质疑的成分，具有兴奋神经、缓解疲劳和减轻疼痛等功能。过量饮用咖啡容易导致人体对咖啡因敏感性下降，还可能出现心率与呼吸加快、失眠、烦躁、头痛和胃部不适等症状。一般正常成年人咖啡每日摄入量不超过400毫克，孕期、哺乳期控制在200毫克以内。需要注意的是，茶叶、可可、巧克力和功能饮料等食物中都含有咖啡因，在考虑咖啡因时应合并计算。（表13-9）

表13-9　几种常见食品的咖啡因含量（以100 g计）

食品名称	咖啡因含量 / mg	日常饮用量 / 杯
现磨浓缩咖啡液	115	＜3
卡布奇诺、拿铁	21	＜20
中等浓度红茶	20	≤20
中等浓度绿茶	10	≤40
黑巧克力	38	/
牛奶巧克力	15	/
可乐	10	≤40

注：1杯以200 ml计。

不同品牌的咖啡，咖啡因的含量差别较大。除了咖啡因的含量，还应该关注咖啡中附加的糖和奶精（植脂末），尤其是多合一的速溶咖啡。

此外，咖啡虽然含有抗氧化活性成分，以及钾、镁、烟酸和维生素E等多种营养成分，但是和饮茶类似，与每天几百克的蔬菜水果的营养数量相比，这部分营养物质的贡献十分有限。

总之，酒和酒精饮料应严格限量，茶和咖啡应在个体耐受范围内保持适宜量，切莫贪杯！

>> 这样监测血糖就对了

血糖即血液中的葡萄糖，是维持身体各组织和器官发挥正常生理功能的物质和能量基础。血糖最根本和最主要的来源是食物中的可消化碳水化合物，包括单糖、双糖和淀粉多糖，其次是肝内储存的糖原分解，以及脂肪和蛋白质的转化。血糖最主要的去路是氧化分解，转变为组织和器官所需的能量，其次是转化为糖原储存于肝脏和肌肉组织中，以及转变为脂肪和蛋白质等营养成分加以储存。因此，机体通过血糖生成和血糖消耗保持着动态平衡，使血糖处于相对稳定的水平。

当机体受到遗传因素、生活方式和激素水平等因素影响的时候，上述平衡就可能被打破，从而出现胰岛素抵抗，即胰岛素促进葡萄糖被摄取和被利用的效率下降，进餐后食物分解的葡萄糖游离在血液中，表现为血糖升高，即高血糖。为了维持血糖的稳定，机体代偿性地分泌过多胰岛素，产生高胰岛素血症，当葡萄糖被摄取和被利用到较低水平时，因肝糖原储备不足，不能代偿性地补充入血，又容易出现低血糖。不论是高血糖还是低血糖，都会危害人体健康，应引起足够的重视。

短时间和一次性的高血糖对人体无严重损害，通常发生在应激状态下或情绪激动、高度紧张及一次进食大量糖类时。然而，长期的高血糖会使全身各个组织器官发生病变，引发多种急性和慢性并发症，如高渗性脱水、电解质紊乱、代谢性酸中毒、胰腺功能衰竭、消瘦乏力、抵抗力下降、糖尿病肾病、周围神经及眼底病变等。

低血糖的危害在一定程度上比高血糖更加凶险，而且在不同年龄群体中的表现不完全一致。成年人主要表现为交感神经兴奋，容易出现饥饿感、头晕眼花、面色苍白、心慌气紧、虚弱无力和出冷汗等症状；严重的低血糖会引起大脑功能障碍，出现意识恍惚、言行怪异、抽搐惊厥，甚至昏迷死亡。老年患者低血糖还容易诱发心律失常、心绞痛、心肌梗死及脑血管意外等并发症。急性低血糖会使人体处于应激状态，给心、脑、肾等器官造成严重损伤，可能引发脑水肿等病变。

因此，血糖监测的意义不仅是控制好餐后可能出现的高血糖，还包括管理好餐前可能出现的低血糖。也就是说，控制血糖的关键在于保持血糖水平平稳，尽量在不出现低血糖的前提下降低餐后血糖，避免"糖涨糖落"的波动，而不是不惜一切代价地把血糖降低到正常水平。只有理解了这一点，才能避免盲目地监测血糖数值，避免对血糖数值产生无端的紧张、焦虑和不安等情绪。

有条件者要尽量做到定期定时监测，掌握血糖变化规律，更好地指导日常活动、运动、饮食与用药，以便及时发现问题，及时就医。那么具体应该如何监测血糖呢？

首先，要明确不同监测时点的意义。餐前半小时是糖尿病诊断的主要依据，有利于检测出低血糖；餐后2小时有利于检测出高血糖，是糖尿病控制达标的敏感指标，能较好地反映进食及使用降糖药的效果；夜间（或临睡前）的空腹血糖有利于发现夜间和空腹高血糖或低血糖，方便找出血糖波动的原因。因此，理想的监测法为5点监测法或8点监测法。5点监测法是指空腹1次，餐后2小时每小时1次，睡前1次；8点监测法是指三餐前、三餐后各1次共6次，临睡前1次，夜间1次。

其次，要明确血糖监测的具体方法。为了便于理解，可将血糖监测分为入门级、进阶级、高阶级三个层次。

入门级的要求是备有合适的家用血糖仪，掌握正确的使用方法，并做好记录，且经常性地做2点监测，即空腹（或餐前）1次、餐后1次。大多数人因为工作和生活习惯等原因，可能更倾向于选择在早餐后监测，如果血糖波动较大，就应增加监测次数。

进阶级的要求是能够经常性地做4~5点监测，且在入门级的基础上了解机体在特殊情况下的变化，如饮酒后、加班劳累时、节假日聚餐后、情绪变化时和月经期等。

高阶级的要求是能够每日做5点监测或7~8点监测，夜间监测可视个体睡眠情况确定，如睡眠质量良好，大可不必刻意凌晨起床检测血糖。可配合相应的电脑或智能手机软件，根据血糖数值变化分析原因和规律，改善身体状况，提升生活质量。

>>除了体重，这些指标更值得关注

体重和体脂率都属于反映较长时间内人体营养状况的指标，其中体重测定简单直接，对各人群和个体均适用，但是不能反映人体体内成分的分布。假设两个人的身高和体重相同，一人是普通人，一人是运动员，后者因为接受过大量的专业运动训练，骨骼肌更发达，机体蛋白质含量较高，脂肪存量的比例较低，故体脂率较低。因此，体脂率能更好地反映身体成分的分布。

对于轻食者而言，不仅希望控制体重，更希望控制体脂率。对于糖尿病患者而言，因为糖代谢异常，会进一步导致脂质和能量代谢紊乱，极有可能出现肌肉组织减少和体重下降的情况；也可能因超重和肥胖而导致糖尿病，患病后饮食和运动控制不佳，极有可能持续保持超重和肥胖的状态。因此，体重和体脂率也是健康监测的重要组成部分。

监测体重和体脂率需要哪些工具呢？越专业的工具自然越好，比如专业的身体成分分析仪，其优势在于不仅能读取体脂含量数据，还可以显示体脂的分布情况，判断出测试者到底是腹部脂肪过剩还是腿部脂肪过剩。但是专业的身体成分分析仪成本高昂，操作相对复杂，使用有局限性。对于一般日常居家监测，普通的体脂秤就足够了。如果要进一步分析体脂分布，除了主观目测，还可以借助软尺测量腰围、臀围和大腿围等。

计算目标体重的公式，常采用：

理想体重（千克）＝身高（厘米）－105

或者，

理想体重（千克）＝［身高（厘米）－100］×0.9

两者的计算结果非常接近。举个例子，身高160厘米的成年女性，用上述两个公式，得到的理想体重分别是55千克和54千克。但是无论用哪个公式，合理体重并不是一个唯一的数值，实测体重处于理想体重±10%范围内都是合理的。以理想体重55千克为例，合理的体重范围是49.5~60.5千克，这一范围可以作为成年人不同年龄段的参考，30岁以前尽量接近下限值，中年期处于中间水平，60岁以后接近上限值也是合理的。

除了理想体重，在专业上更常用体质指数评价成年人的体形。如前文所述，其计算公式为：

体质指数＝体重（千克）÷身高（米）^{2}

即以体重值（千克为单位）连续两次除以身高（米为单位），其评价标准见表13-10。需要注意的是，此标准不适用于儿童。

追求短期尽快降低体重是轻食者与超重和肥胖者的"美好愿望"，也是经常设置的"小目标"！但是，胖子不是一天吃出来的，减重更不可

表13-10   基于体质指数的营养状况和体形分类

体质指数 / [千克 / (米)^2]	营养状况	体形分类
＜16.0	重度蛋白质-能量营养不良	
16.0~16.9	中度蛋白质-能量营养不良	消瘦
17.0~18.4	轻度蛋白质-能量营养不良	
18.5~23.9*	良好	正常
24.0~27.9	能量过剩	超重
≥28.0		肥胖

*65岁及以上老人的适宜体质指数为20.0~26.9。

能一蹴而就，毕竟吃饭比流汗容易多了。尽管目前专业上没有推荐的减重速率，但显然应避免中度和高度体重丢失率（体重丢失率的评定见表13-11），可以接受的减重速率至少应低于中度体重丢失。以实测体重60千克的成年女性为例，1周减重应低于0.6千克，1个月减重应低于3千克。如果在减重过程中出现中度或高度体重丢失率，往往不是饮食或运动见效了，反而提示可能有患病风险，应尽快检查和就医，查明原因。

此外，建议体重和体脂监测以周为单位即可，不必每天监测。同时，每次监测时应尽量保证监测条件的一致性，以便对比分析，比如都选择清晨空腹状态。常见的注意事项还包括校准体脂称、赤脚、除去外

表13-11   体重丢失率的评定

时间	中度体重丢失率	高度体重丢失率
1周	1.0%~2.0%	＞2.0%
1个月	5.0%	＞5.0%
3个月	7.5%	＞7.5%
6个月	10.0%	＞10.0%

套及配饰，以及排除水肿、腹水、使用利尿剂等情况。

通过体脂秤直接读取体脂率较为简便，如果不能直接读取，也可以采用经验公式间接计算。计算公式为：

体脂率=（身体脂肪重量÷体重）×100%

身体脂肪重量（千克）=A－B

A=腰围（厘米）×0.74

B（女性）=体重（千克）×0.082+34.890

B（男性）=体重（千克）×0.082+44.740

以体重60千克、腰围80厘米的成年女性为例，A为59.2，B为39.8，故体脂率约为32.3%。（表13-12）

表13-12 男性和女性体脂率的分类评价

分类	男性		女性	
	体脂率	体形表现	体脂率	体形表现
过瘦或运动员竞技状态	≤11%	背肌显露，腹肌、腹外斜肌分块更加明显	≤14%	可能引起闭经、乳房缩小等问题
身材匀称	12%~14%	各部位脂肪不松弛,腹肌分块明显		
理想状态	15%~18%	全身脂肪基本不松弛，有腹肌，分块逐渐不明显	15%~20%	背肌显露，腹肌分块明显
微胖			20%~25%	全身各部位不松弛，略有腹肌
略胖	20%~25%	腹肌不显露，腰围逐渐超标	25%~30%	腰腹部松弛，腰围超标
肥胖	≥25%	全身各部位脂肪松弛，腰围明显超标	≥30%	全身各部位脂肪松弛，腰腹部明显松弛

　　成年男性和成年女性理想体脂率的参考范围分别是15%~18%和
15%~20%。运动员的体脂率随运动项目而定，一般男运动员为7%~15%，
女运动员为12%~25%。显然，前述例子中的成年女性体脂率远超过参考
水平。

　　其实，腰围和腰臀比能很好地反映腹部脂肪堆积情况，男性腰围≥
85厘米，腰臀比超过0.9即可判断为体脂异常；女性腰围≥80厘米，腰
臀比超过0.8即可判断为体脂异常。腰围85厘米和80厘米是什么概念
呢？分别相当于2尺6寸和2尺4寸，对应标准尺码33码和31码的裤子
（表13-13和表13-14）。

　　大多数人都知道关注体重，其实我们还要多多关注体脂率，关注腰
围和臀围等反映体脂分布的具体指标，才能更好地维护健康。

表13-13　男性裤子尺码对照表

尺码 （英寸）	29	30	31	32	33	34	35	36	38	40
腰围 （市尺）	2尺 1寸	2尺 2寸	2尺 3寸	2尺 4寸	2尺 5寸	2尺 6寸	2尺 7寸	2尺 8寸	2尺 9寸	3尺
腰围 （厘米）	70	74	78	80	84	88	90	94	98	100

表13-14　女性裤子尺码对照表

尺码 （英寸）	25	26	27	28	29	30	31	32	33	34
腰围 （市尺）	1尺 8寸	1尺 9寸	2尺	2尺 1寸	2尺 2寸	2尺 3寸	2尺 4寸	2尺 5寸	2尺 6寸	2尺 7寸
腰围 （厘米）	60	64	68	70	74	77	80	84	87	90

>>如何居家监测心率和血压

心率是指正常人安静状态下每分钟心跳的次数，也叫静息心率，一般为每分钟60~100次，可因年龄、性别或其他因素产生个体差异。一般而言，年龄越小，心率越快；女性的心率比同龄男性快；运动强度低者更快，如运动员的心率一般为每分钟50次左右，比一般成年人慢。心率慢说明每一次心脏搏动提供的血液量丰富，故通过较少的搏动次数就能满足机体需要。

不过，静息心率也不是越慢越好，心动过缓和心动过速都与心脏疾病密切相关，糖尿病患者更应予以重视。加强日常监测，特别是在心率异常且伴有头晕、心悸和胸闷、胸痛等不适感时，应及早就医检查，做针对性治疗。

心动过缓是指静息心率低于每分钟60次（但一般在45次以上），常见于感染、甲状腺功能减退（甲减）、心脏功能损伤、呼吸系统疾病、血液电解质失衡或使用洋地黄、奎尼丁等药物，也可见于长期从事重体力劳动的健康人或运动员。心动过缓会出现大脑供氧不足，可能伴有头痛、疲劳、胸痛和呼吸急促等症状，甚至影响记忆力。

心动过速是指静息心率超过每分钟100次（但一般不超过160次），常见于兴奋、激动、吸烟、饮酒、喝咖啡和浓茶后。某些病理状态也会出现心动过速，如感染、发热、贫血、甲状腺功能亢进（甲亢）和心力衰竭等；使用阿托品、肾上腺素和麻黄素等药物后也可能出现心动过速。

和静息心率对应的是燃脂心率，即在一定运动强度下的心率，但并不是指一定要运动30分钟达到燃烧脂肪程度的心率。一般来说，符合下面的公式就能达到良好的运动效果。

燃脂心率 =（220 - 年龄）×70%

以40岁为例，燃脂心率为每分钟126次。不过要注意，不是必须达到每分钟126次，也不是达不到该心率就完全不能燃烧脂肪。

那么应如何监测心率呢？最直接的方法就是用中指和食指摸着自己的手腕桡动脉搏动处，计时30秒钟数脉搏次数，数完后用次数乘以2，就是每分钟静息心率。更简单的方法是借助运动手环和智能手表等设备，直接读取数据。需要注意的是，影响心率的因素较多，在早上醒来还没下床前测静息心率更准确，最好是自然醒而不是闹铃叫醒，或者一天之内选几个平静的时段多测几次，然后取平均值，但千万不要在运动之后马上测量。在运动过程中测定的心率就是燃脂心率，如果因运动项目等原因不方便监测燃脂心率，可以用一个简单的判断方法——说话。感觉说话费力，但仍能用短句交流就是适宜的运动强度，对应的心率就是适宜的燃脂心率；感觉说话不费力，能用长句交流或唱一小段歌曲，表示运动强度不足；无法用完整短句交流，只能说出单个的词语，表示运动强度过大。

接下来我们说一说血压。虽然近年来我国的高血压防治工作已经取得了长足的进步，但是高血压知晓率和治疗率都还不足50%，亟待进一步提高。通过测量血压，个人可知晓自己的血压是否升高，以及是否需要管理；对于已确诊为高血压的患者，可知晓自己的血压是否得到有效控制，而家庭血压监测在这两方面均能发挥重要作用。因此，在血压管理与诊治中，除了测量诊室血压、监测动态血压，还应开展家庭血压监测。

《2019中国家庭血压监测指南》建议，在开展家庭血压监测时，应选择按照标准方案做过准确性验证的上臂式示波法全自动电子血压计，并根据上臂周径选择大小合适的袖带。建议家庭血压监测做到每日早、晚各测量2~3个读数，间隔1分钟，取平均值。对于初诊及治疗早期或虽经治疗但血压尚未达标的患者，应在就诊前连续测量5~7天，当血压控制良好时，每周也应至少测量1天。

家庭血压测量是提高高血压知晓率的有效手段，因此建议没有诊断为高血压的家庭成员也应在家中定期测量血压，每年至少测量1次。如果家庭成员血压未达到高血压的诊断标准，但水平较高，介于130~134/80~84 mmHg时，则应增加测量的次数，每月至少测量1次血压。

想要保持适宜的心率和血压，最重要的是践行健康的生活方式，具体的原则是：合理膳食，保持适宜的营养摄入；适当运动，保持健康体重；戒烟限酒，减少危险因素；心理平衡，减少精神和情绪性疾病；坚持定期的自我监测和专业体检。

>>气味浓烈的监测

除了膳食记录、睡眠监测和运动监测，日常生活中还应注意做好"排废"监测。监测每日排泄情况对疾病的预防、诊断、治疗和康复都有积极意义。

人体通过排大便、排尿、排汗和排气等方式，将新陈代谢产生的有毒有害废物排出体外，是人类基本的生理现象和生活行为，也是保证身体健康的重要方式。无论中医还是西医，都将排"二便"作为问诊的基本内容。排泄通畅并且颜色、质地、气味正常的大小便，在很大程度上反映了人体消化系统和泌尿系统功能基本正常。大小便监测虽然难以量化指标，但是主要指标是相对具体的，包括排便频率、排便量、大小便的颜色和性状等。（表13-15和表13-16）

排汗是人体自我调节体内热量的过程，汗液蒸发会带走体内过多的热量，还能促进血液循环、排出废物，加快新陈代谢。排汗包括非显性出汗和显性出汗。非显性出汗是指在没有运动的安静状态下，不知不觉中通过皮肤蒸发的水分，每日排出量约500毫升。显性出汗则是在运动状态或高温环境下，通过全身各部位的皮肤排出大量的水分和无机盐，每小时可达1 000~3 000毫升。汗液本身是没有气味的，但是当汗液和皮肤表面的细菌混合在一起，就容易产生难以名状的强烈气味。

人体出汗程度还受汗腺数量、代谢速度和激素水平等因素的影响，

表13-15　正常与异常排大便的情况比较

指标	正常排大便情况	异常排大便情况
频率	每天排便1~2次	便秘者每周排便少于3次，腹泻患者每日排便3次以上
一次排便时间	一般在10分钟以内	一般在10分钟以上
一次排便量	200克左右，接近自己的拳头大小	可小于10克，也可大于250克
难度	排便轻松顺畅，不费力	排便困难，消耗一定体力和精力
排便前感受	从容控制	不舒服，难以控制，可能伴有腹胀、腹痛等症状
排便后感受	舒服轻快	便后仍不舒服，有未排尽感
颜色	黄色、褐色或带有食物的颜色	可能为褐色、红褐色、黑色（消化道出血）、黄绿色等多种颜色
气味	正常粪臭	一般有恶臭
性状	香蕉便（形似香蕉），卷卷便（在香蕉便的基础上卷曲成团，无断裂）	硬质疙瘩型（常见于便秘者），细长型、黏稠型，水液型（常见于腹泻患者），软硬掺杂型（常见于精神压力所致的肠道功能紊乱者）

表13-16　正常与异常排尿的情况比较

指标	正常排尿情况	异常排尿情况
频率	全天6~8次，白天约4~6次，夜间0~2次	夜间≥3次，或夜间尿量超过全天尿量的1/4
排尿量	每日1000~2000毫升（与饮水量有关）	可小于1000毫升或大于2000毫升；小于400毫升为少尿，大于2500毫升为多尿
排尿体验	顺畅、不费力、无间断	费力、不顺畅、有间断或尿不尽
颜色	淡黄色、淡柠檬黄	无色、深黄色、红色、绿色
气味	正常尿素刺激性气味	有恶臭、氨臭等异味
性状	透明无沉淀、无混浊或泡沫	有沉淀、脓血或泡沫（蛋白尿）等

因此在不影响正常活动的情况下，出汗比周围的人略多或略少都是正常的。对一般人而言，既不要追求不出汗，也不要过度追求大汗淋漓。在炎热的夏季长时间待在空调房内，导致人体该出的汗出不来，违背了人体正常的生理规律，就可能出现头痛和感冒等不适症状。在高温环境下进行强度较大或时间较长的运动，就可能发生中暑。在缺乏锻炼的情况下做高强度突击式运动，就可能发生痉挛和虚脱等。因此，一般建议在辅助燃脂心率监测的情况下，以中等强度的运动为宜，运动后达到微微出汗至中等出汗的程度。

如果在气温不高、不活动或轻微活动的情况下就大量出汗，或者夜间全身大面积出汗，就要考虑可能是疾病所致的异常排汗。糖尿病、甲状腺功能亢进、高血压、痛风、肿瘤、某些外伤和感染性疾病都可能导致异常出汗，并伴有发热等症状，应及时就医。

排气主要经过呼吸系统和消化系统。呼吸系统主要排出二氧化碳，健康成年人每分钟呼吸12~20次，呼吸自主、顺畅、规律。消化系统的排气形式包括打嗝和放屁。打嗝的主要原因可能是吃饭太快，吸入太多的空气；也可能是吃了产气的食物或药物、喝了饮料，但是这些原因引起的打嗝都是偶尔的和短期的。在排除这些原因后仍然经常打嗝和嗳气，应该及时就医，针对性治疗。屁中的气体一部分来自吃饭时吸入的空气，大部分来自食物残渣形成粪便时发酵产生的甲烷等气体，这些气体通过肠道蠕动向下运行，最后由肛门排出，就形成了放屁的生理现象。考虑到旁人的感受，大多数成年人通常会有所隐忍。不过，无论打嗝还是放屁，都是正常的生理现象，无须刻意憋住。

您可能会想，难道在社交场合也不用憋住？！别激动，让我们一起来揭露屁的两个特点。

第一个特点是臭。屁中的甲烷、氢气和二氧化碳等气体并不臭，臭味主要来自蛋白质或硫化物分解产生的代谢废物，包括吲哚、粪臭素、硫化氢及胺类等。因此，首先应避免过多进食蛋白质含量高的食物，如肉类和蛋类；其次应避免直接食用太多蛋白质含量高且低聚糖含量也高的粗加工豆类，如水煮毛豆和清炒胡豆（蚕豆）；最后还应避免在社交活动前进食过多含硫化物丰富的产气食物，如洋葱、韭菜、蒜苗和藠头等。不过硫化物也具有抗氧化、抗微生物、抗血栓、调节脂质代谢和抑制肿瘤等作用，因此不宜简单粗暴地拒绝食用，建议在适宜的场景下合理食用，如安排在居家晚餐和周末休闲等餐后无社交活动时。

第二个特点是响。"响屁不丑，臭屁不响"确实有道理，因为多吃蛋白质和硫化物丰富的食物容易放臭屁，多吃碳水化合物和膳食纤维丰富的食物容易放响屁。因此，从膳食营养素代谢角度分析也能得出结论：屁的产生是不可避免的，也是正常的。但是，少吃产气丰富的食物，如土豆、红薯等，减少排气总量，是可以减少放屁的。

明白了人体排泄废物的原理和特点，我们是不是更轻松自如了呢？

>> 日常健康监测面面观

对于大多数成年人而言，每日活动大致可以分为三部分，其一是工作或学习，即职业性活动；其二是睡眠；其三是进餐、个人护理等休闲娱乐性活动。日常活动能反映人体能量摄入与消耗，因此，记录日常活动也是个体监测的重要内容。

合理膳食位列健康基石之首，故膳食记录是日常监测的重要内容之一。严格规范的膳食记录应包括零食和调味品在内的所有食物名称、烹调方式、食物生重、剩余食物及不可食部分的重量，其中食物数量（重量）是关键，因为营养评价是基于食物生重的可食用部分的营养素含量。显然，在日常生活中难以实现精准规范的记录，简洁有效的记录才有利于日常监测。手机拍照就能很好地记录食物的食用量，除了碗、筷和勺等器皿外，还可以适当用常见物品做参照物，如IC卡、手机和牛奶盒等，以提高对食物数量的判断和辨识度。如果条件允许，还可以借助专业软件读取图片，得到更精准的记录和分析。

为了强化对食物数量的认知，建议阅读食品标签标识的重量或体积。对于预包装食品可以直接查看，如一片吐司面包为40克、一瓶盒装牛奶为250毫升。对于新鲜蔬菜水果等非预包装食品，建议根据称重标签估算平均数量，如5个中等大小的苹果为1千克，则一个苹果大约200克。此外，分餐制也有利于记录食物数量。对于轻食者和糖尿病患者而言，准确的膳食记录能反映血糖波动水平，指导合理用药和运动。同时，良好的膳食记录还能反馈指导合理进食，例如餐后3~4小时有正常的饥饿感提示进食量适宜，餐后1~2小时就有明显或严重的饥饿感提示进餐量不足或者食物搭配不合理。

广义地讲，饮水也是膳食的重要组成部分。因此，膳食监测时还应注意记录饮水情况，其中饮水量最为关键。中国营养学会建议轻体力活动的成年人每天至少饮水1 500~1 700毫升，以一杯水200毫升计算，就是大约8杯水，这也是强调每日喝足8杯白开水或淡茶水的由来。8杯水应如何分配呢？针对大多数人的习惯，比较适宜的方式为：早上起床后空腹喝1杯，午餐和晚餐时各喝1杯，上午和下午各2杯，晚餐后至临睡前再喝1杯。养成主动喝水的习惯始终是好的，即在没有感觉到口渴时也要喝水，这对于轻食者和糖尿病患者尤为重要。因为水是机体新陈代谢的物质基础，在参与消化、吸收、循环和排泄的过程中，除了调节体温和平衡体液，还会进一步影响血液黏度而引起血糖变化。

睡眠是健康的"终身伴侣"，是机体恢复体力和维持免疫力的重要方式，因此睡眠监测也是日常监测的重要内容之一。良好的睡眠是指符合人体生物钟，睡眠时间充足，睡醒之后精力充沛。主要表现为：入睡快、睡眠深和自然醒。因此，睡眠监测应主要记录睡眠时间（包括午睡）、入睡时长、有无做梦和惊醒、夜醒和夜尿次数、醒后主观感受等。对于打鼾者，如果睡眠过程中鼾声持续时间较长、鼾声严重，或者打鼾导致突然醒来，还应深入监测血氧饱和度等。肥胖者胸腹部脂肪堆积过多，腹式呼吸受阻，胸壁运动受限，致使上呼吸道狭窄和气流受阻，可能引发呼吸困难，血液中二氧化碳浓度过高和氧饱和度下降，进而抑制呼吸中枢，可出现短暂性窒息，严重者可危及生命。某些运动手环和智能手表具有一定的睡眠监测功能，如合理佩戴和使用，可以在一定程度上满足日常监测需要，但是诊断性或验证性监测还是应寻求专业医疗机构和专业技术人员。

　　体力活动监测包括职业性活动、家务活动、休闲娱乐性活动和运动健身活动。任何体力活动都能消耗能量，但是不同活动项目决定了能量消耗的差异，主要包括活动强度、活动时长和活动频率。例如，踢足球是一项高强度的运动，扫地拖地是低强度的家务活，但是每周踢球30分钟的能量消耗并不高于每天做30分钟家务的总能量消耗。有些研究指出，延长寿命和提高生命质量与做家务存在因果关联，降低死亡风险也与做家务有关，哪怕只做一些轻度活动，比如洗碗和做饭。因此，体力活动监测不仅包括运动，还应包括家务在内的其他体力活动。对于一般性体力活动，记录各项活动的时长即可；对于运动，除了记录运动时长，还应记录燃脂心率；对于久坐不动的上班族，运动软件或社交软件上附带的运动记录就是很好的监测和激励措施。

主要参考文献

1. 林乃燊：《中国古代饮食文化》，北京：商务印书馆，1997。

2. 孙机：《中国古代物质文化》，北京：中华书局，2014。

3. 李会娥：《原始社会之饮食初探》，载《安徽农业科学》，2006，34（5）：1038-1039。

4. 李仰松：《中国原始社会生产工具试探》，载《考古》，1980，（6）：515-520。

5. 刘兴林：《我国史前先民的食物来源与加工》，载《中国农史》，1989，（4）：29-37。

6. 王仁湘：《从考古发现看中国古代的饮食文化传统》，载《湖北经济学院学报》，2004，2（2）：108-112。

7. 韩燕：《北宋开封饮食文化繁荣原因研究》，载《现代交际》，2017，（10）：78-79。

8. 唐慧、张雪婷、王翠喆等：《中国新疆地区肥胖、糖尿病前期和2型糖尿病检出率及民族分布特征，载《实用医学杂志》，2020，36（10）：1381-1389。

9. 刘莹、谭寅凤、张金月等：《超重肥胖和正常体重人群肠道菌群的差异分析》，载《中国临床研究》，2022，35（1）：21-24。

10. 《中国2型糖尿病防治指南（2020年版）》（上），载《中国实用内科杂志》，2021，41（08）：668-695。

11. 《中国2型糖尿病防治指南（2020年版）》（下），载《中国实用内科杂志》，2021，41（09）：757-784。

12. 张薇、刘萍、马思蕊等：《快速葡萄糖监测在2型糖尿病患者中的应用价值》，载《心血管康复医学杂志》，2021，30（4）：416-419。

13. 魏志杰：《全程健康教育干预模式在内分泌科糖尿病干预工作中的临床医治效果及应用价值》，载《数理医药学杂志》，2021，34（11）：1729-1730。

14.《中国糖尿病医学营养治疗指南（2013）》，载《糖尿病天地（临床）》，2016，10（07）：289-307。

15. Yang, W., "Epidemiology and Trends in Diabetes in China," *Scientia Sinica* Vitae 2018, 48（8），812-819.

16. Chatterjee, S.; Khunti, K.; Davies, M. J., "Type 2 Diabetes," *The Lancet* 2017, 389（10085），2239-2251.

17. Zheng, Y.; Ley, S. H.; Hu, F. B., "Global Aetiology and Epidemiology of Type 2 Diabetes Mellitus and Its Complications," *Nat Rev Endocrinol* 2018, 14（2），88-98.

18. DiMeglio, L. A.; Evans-Molina, C.; Oram, R. A., "Type 1 Diabetes," *The Lancet* 2018, 391（10138），2449-2462.

19. American Diabetes, A., "Diagnosis and Classification of Diabetes Mellitus," *Diabetes Care* 2013, 36 Suppl 1, S67-74.

20. McIntyre, H. D.; Catalano, P.; Zhang, C.; Desoye, G.; Mathiesen, E. R.; Damm, P., "Gestational Diabetes Mellitus," *Nat Rev Dis Primers* 2019, 5（1），47.

21. "American Diabetes, A., 2. Classification and Diagnosis of Diabetes: Standards of Medical Care in Diabetes-2021," *Diabetes Care* 2021, 44（Suppl 1），S15-S33.

22. Flier, J. S., "Starvation in the Midst of Plenty: Reflections on the History and Biology of Insulin and Leptin," *Endocr Rev* 2019, 40（1），1-16.

23. Leroux, M.; Boutchueng-Djidjou, M.; Faure, R., "Insulin's Discovery: New Insights on Its Hundredth Birthday: From Insulin Action and Clearance to Sweet Networks," *Int J Mol Sci* 2021, 22（3）.

24. Zimmet, P. Z., "Diabetes and Its Drivers: The Largest Epidemic in Human History?" *Clin Diabetes Endocrinol* 2017, 3, 1.

25. Holman R. R.; Paul S. K.; Bethel M. A., et al.10-year Follow-up of Intensive Glucose Control in Type 2 Diabetes[J]. N Engl J Med, 2008, 359（15）：1577-1589.

26. Effect of Intensive Blood-glucose Control with Metformin on Complications in Overweight Patients with Type 2 Diabetes（UKPDS 34）. UK Prospective Diabetes Study（UKPDS）Group[J]. *Lancet*, 1998, 352（9131）：854-865.

27. Lean M.; Leslie W. S.; Barnes A. C., et al. Durability of a Primary Care-led Weight-Management Intervention for Remission of Type 2 Diabetes: 2-year Results of the DiRECT Open-label, Cluster-randomised Trial[J].*Lancet Diabetes & Endocrinol*, 2019, 7（5）：344-355.

28. Chen Y.; Zhang P.; Wang J., et al. Associations of Progression to Diabetes and

Regression to Normal Glucose Tolerance with Development of Cardiovascular and Microvascular Disease among People with Impaired Glucose Tolerance: A Secondary Analysis of the 30 Year Da Qing Diabetes Prevention Outcome Study[J]. *Diabetologia*, 2021, 64（6）: 1279-1287.

29. Markowiak P., "śliżewska K. Effects of Probiotics, Prebiotics, and Synbiotics on Human Health[J]," *Nutrients*, 2017, 9（9）: 1021.

30. Gabel K.; Marcell J.; Cares K, et al. "Effect of Time Restricted Feeding on the Gut Microbiome in Adults with Obesity: A Pilot Study[J]", *Nutrition and Health*, 2020, 26（2）: 79-85.

31. Peirce J. M.; Alviña K., " The Role of Inflammation and the Gut Microbiome in Depression and Anxiety[J]," *J Neurosci Res*, 2019, 97（10）: 1223-1241.

32. Kesika P.; Sivamaruthi B. S.; Chaiyasut C., et al. "Do Probiotics Improve the Health Status of Individuals with Diabetes Mellitus? A Review on Outcomes of Clinical Trials[J]", *Biomed Res Int*, 2019, 2019: 1531511-1531567.

33. Brunkwall L.; Orho-Melander M., The Gut Microbiome as a Target for Prevention and Treatment of Hyperglycaemia in Type 2 Diabetes: From Current Human Evidence to Future Possibilities[J]," *Diabetologia*, 2017, 60（6）: 943-951.